Il corpo in vetrina

Fausta Clerici • Fabio Gabrielli • Alfredo Vanotti

Il corpo in vetrina

Cura, immagine, benessere, consumo tra scienza dell'alimentazione e filosofia

Presentazione a cura di
Carla Favaro

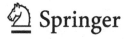 Springer

Fausta Clerici
Giornalista
Como

Alfredo Vanotti
Facoltà di Medicina e Chirurgia
e Facoltà Dietistica
Università degli Studi di Milano e
Università degli Studi di Milano-Bicocca
Milano
Servizio Nutrizione Clinica e Dietetica
ASL Provincia di Como
Como

Fabio Gabrielli
Facoltà di Scienze Umane
Università L.U.de.S. di Lugano
Filosofia della persona e
Filosofia della medicina
Master in Comunicazione e salute
nei media contemporanei
Università degli Studi di Milano e
Scuola Superiore postuniversitaria
di Medicina ad indirizzo Estetico
Milano

Parte dei contenuti di questo volume sono stati ripresi e rielaborati da "Le ossessioni del corpo"
di F. Clerici, F. Gabrielli, A. Vanotti pubblicato da DIALOGO*libri*, 2009.

ISBN 978-88-470-1690-3   e-ISBN 978-88-470-1691-0

DOI 10.1007/978-88-470-1691-0

© Springer-Verlag Italia 2010

9 8 7 6 5 4 3 2 1

Layout copertina: Ikona S.r.l., Milano

Impaginazione: Ikona S.r.l., Milano
Stampa: FVA - Fotoincisione Varesina, Varese
Stampato in Italia

Springer-Verlag Italia S.r.l., Via Decembrio 28, I-20137 Milano
Springer fa parte di Springer Science+Business Media (www.springer.com)

Presentazione

Mi sono avvicinata a questo libro con qualche perplessità perché non capita tutti i giorni di leggere testi scritti da autori con competenze tanto distanti come quelle del medico specialista in scienza dell'alimentazione e del filosofo. Sono bastate poche pagine per capire che si tratta di un approccio del tutto nuovo.

Finalmente non vengono proposte diete miracolose ma riflessioni che portano ad andare al di là della ricerca esasperata della forma perfetta, per pensare a ciò che è importante e davvero essenziale. In una società che ha il mito della magrezza, da raggiungere a tutti i costi, questo libro ci invita ad andare controcorrente, a prenderci cura di noi stessi, della nostra interiorità, la nostra stessa essenza. E ci ricorda che "abbiamo un gran bisogno di imparare ad ascoltare l'essenziale del vivere, a non pensare sempre e soltanto a quel che vorremmo avere e a come vorremmo apparire". E che "potremo liberarci dalle ossessioni e vivere davvero meglio soltanto se impareremo a riconoscere i nostri limiti e a non pretendere troppo".

Un libro ricco di citazioni e di riflessioni, nel quale ritornano parole troppo spesso dimenticate come temperanza, pudore, sobrietà, intesa non solo come stile di vita ma come un'altissima forma del pensare. Parole che rappresentano una boccata d'aria fresca in un mondo i cui unici valori sembrano essere l'efficienza, la produttività, l'efficacia, l'esasperata immagine di sé e, appunto, la magrezza.

Grazie all'abilità della giornalista Fausta Clerici, non ci sono parti "dietetiche" e parti "filosofiche" ma un tutt'uno come è un tutt'uno l'uomo che, oggi più che mai, necessita di riflettere sulle cose più importanti e ha bisogno di essere aiutato a vivere in modo più autentico per riscoprire il significato e la unicità di ciascuno di noi. Insomma, si parte dalla dieta e si arriva all'uomo, quello vero con la U maiuscola. Una bella scoperta, non c'è che dire!

Milano, aprile 2010

Carla Favaro
Scuola di Specializzazione in Scienze dell'Alimentazione
Università degli Studi di Milano-Bicocca
Milano

Prefazione

Perché interpellare un filosofo sui problemi dell'alimentazione? Perché evidentemente il nostro rapporto con il cibo dipende dalla rappresentazione che abbiamo di noi stessi e dal nostro rapporto con la realtà che ci circonda. Infatti si sono dimostrate molto utili alcune lezioni che uno di noi, il filosofo Fabrio Gabrielli, ha tenuto agli studenti dell'altro, il nutrizionista e insegnante universitario Alfredo Vanotti. L'iniziativa ha suscitato grande interesse fra i giovani e ha reso evidente l'esigenza dei futuri medici e professionisti della salute di approfondire la conoscenza delle radici culturali ed esistenziali di gran parte delle sofferenze a cui la loro professione li chiama a dare risposte.

Da qui il proposito di mettere a disposizione non soltanto degli studenti, ma di un pubblico più vasto, alcuni spunti di riflessione sul dilagare dei disturbi alimentari nella nostra società, sulla perversa ideologia del corpo esibito, da cui in gran parte sono determinati, e sulla profonda trasformazione culturale necessaria per contrastarne la diffusione.

All'amica giornalista Fausta Clerici è stato quindi chiesto di registrare fedelmente, di stimolare con interventi da non addetta ai lavori e di trascrivere nella forma più chiara l'intrecciarsi delle nostre riflessioni su questo tema. La conversazione in realtà ha finito col toccare argomenti molto vari: ne è uscito una sorta di catalogo dei mali che affliggono la nostra cultura e il tentativo di dare ad essi risposte che a noi sono sembrate sagge e praticabili.

Como - Lugano - Milano, aprile 2010

Fausta Clerici
Fabio Gabrielli
Alfredo Vanotti

Indice

Il regime della felicità

1

1.1
Paradossi della dieta

Sono sempre più numerose, in tutti gli ambienti, le persone che quotidianamente si impegnano a non assumere cibi o bevande che potrebbero determinare un aumento di peso. E fanno bene, perché l'obesità è una patologia che comporta gravi rischi per la salute ed è in continuo aumento. I dati nazionali sono molto eloquenti: nel 2008, il 50% dei maschi adulti (18-70 anni) risultava in soprappeso; un po' più bassa la percentuale fra le femmine, 34%. Se invece, all'interno di questo gruppo, si considera la percentuale degli obesi, il rapporto fra i sessi risulta rovesciato: i maschi sono il 18% e le femmine ben il 22%. Ma soprattutto preoccupa la crescita del fenomeno: nel 2002 i maschi in soprappeso erano il 42% e le femmine il 26%. Si sta allargando molto rapidamente soprattutto la fascia più a rischio, quella degli obesi: rispetto all'ultimo rilevamento, soltanto sei anni prima, i maschi erano la metà (9,1%) e le donne poco più di un terzo (8,6%). L'aumento dell'obesità femminile è davvero impressionante.

Qualcuno potrebbe essere tentato di pensare che, poiché in molti casi la normalità si stabilisce sulla base della media, sarebbe logico ormai considerare normale il fatto di essere un po' soprappeso. Ma ritoccare i parametri sarebbe soltanto una scorciatoia, addirittura pericolosa, perché in realtà il rapporto peso-altezza e la circonferenza della vita, che sono i due principali parametri di riferimento, non sono stati fissati arbitrariamente. Sappiamo che, se vengono superati, aumenta il rischio di molte malattie cronico degenerative. Per questo è bene che sempre più persone si preoccupino di controllare il proprio peso, ma anche qui c'è un problema, infatti succede una cosa stranissima: soltanto il 10% delle persone obese o soprappeso sono a dieta. Invece è a dieta quasi il 20% degli altri.

Si può dire, semplificando, che sono a dieta soprattutto le persone che non ne hanno bisogno. È uno dei paradossi del mondo attuale, o meglio, dei paesi industrializzati; perché, nel resto del mondo, gran parte della popolazione soffre ancora di grave malnutrizione, mentre molti di noi si mettono a dieta soltanto per essere più belli; non solo, anche e soprattutto per essere più felici. La nostra epoca infatti è caratterizzata da quella che potremmo chiamare, con Pascal Bruckner, l'*euforia perpetua*, una sorta di regime di felicità imposto dal dominio della tecnica. Chi non sceglie la felicità è considerato un perdente: finisce infatti per sentirsi inadeguato, lacerato dalla vergogna, che nella nostra epoca ha preso il posto della colpa e annulla la stima di sé, costringendo l'individuo a nascondersi, addirittura a desiderare di essere dimenticato.

1.2
L'unico modello

In questa ricerca coatta della felicità rientra anche la necessità di essere magri; basta pensare alla grande diffusione dei manuali della perfetta felicità, con le connesse istruzioni per l'uso. Ci spiegano come essere sorridenti, efficienti, sempre all'altezza della situazione, necessariamente e continuativamente felici, secondo un unico modello, nel quale rientra anche la magrezza. Per questo ci si tormenta tanto per essere perfettamente in linea e scattanti: nella società dominata dalla tecnica sono fondamentali l'efficacia, la produttività, l'efficienza e diventa centrale l'esasperata immagine di sé, imposta dall'unico modello. Tutto è misurato, calcolato, quantificato, previsto e, soprattutto, forzatamente uniforme. Chi cerca la propria felicità in modo personale, alternativo ai codici imposti dalla tecnica, si isola e, di conseguenza, viene espulso come un corpo estraneo dalle città, che sono diventate come officine, in cui ci impongono di vivere tutti nello stesso modo, di desiderare le stesse cose.

Naturalmente siamo tutti indotti a desiderare cose che dobbiamo comprare, perché farci comprare qualcosa, anzi molte cose, è appunto lo scopo di chi ci bombarda di messaggi pubblicitari. Vogliono convincerci dell'assoluta necessità di acquistare l'ultima novità, quella di cui non si può fare a meno per stare al passo con i tempi, per essere visibili, per avere un peso esistenziale. Se non la compri sei un poveretto; e se non hai la linea perfetta, non potrai mai essere felice. È esattamente la stessa cosa. Per liberarci da questa ossessione è preziosa la filosofia, che ci aiuta a riflettere sul senso di quel che facciamo e viviamo, sulle cose ultime, sull'essenziale. Far filosofia vuol dire dare spazio alle voci e ai fecondi silenzi dell'anima. Abbiamo un gran bisogno di imparare ad ascoltare l'essenziale del vivere, a non pensare sempre e soltanto a quel che vorremmo avere e a come vorremmo apparire.

L'atteggiamento rivolto esclusivamente all'esterno, alla cura del nostro modo di presentarci agli altri, impostoci dal modello culturale dominante, comporta una continua fuga da noi stessi, dalla nostra condizione presente, ma anche dalle domande ultime, che dovrebbero abitarci in tutta la loro fecondità. E questo logorante stordimento di noi stessi, questa perenne "distrazione" della nostra anima, questa inquietudine del nostro corpo – camaleontico, *mobile*, sempre in fase di ricostruzione, insoddisfatto, quasi evanescente, poiché privo di una identità duratura – finiscono solo per impedirci di vivere veramente, facendoci privilegiare la curiosità rispetto all'interesse.

1.3
Elogio dell'interesse

Martin Buber, nel suo bellissimo *Il cammino dell'uomo secondo l'insegnamento chassidico* (1990), ci ammaestra così:

> C'era una volta uno stolto così insensato che era chiamato il Golem. Quando si alzava al mattino gli riusciva così difficile ritrovare gli abiti che alla sera, al solo pensiero, spesso aveva paura di andare a dormire. Finalmente una sera si fece coraggio, impugnò una matita e un foglietto e, spogliandosi, annotò dove posava ogni capo di vestiario. Il mattino seguente, si alzò tutto contento e prese la sua lista: "Il berretto: là", e se lo mise in testa; "I pantaloni: lì", e se li infilò; e così via fino a che ebbe indossato tutto. "Sì, ma io, dove sono? – si chiese all'improvviso in preda all'ansia – dove sono rimasto?". Invano si cercò e ricercò: non riusciva a trovarsi. Così succede anche a noi.

In sintesi, Buber invita l'uomo a interrogarsi sulla propria identità, sul senso del proprio stare al mondo, al fine di stabilire le modalità autentiche della relazione con l'altro.

Sono questi gli interrogativi di fondo della filosofia, già fissati nella loro essenzialità in modo paradigmatico da Kant: Che cosa posso sapere? Che cosa devo fare? Che cosa posso sperare? Che cos'è l'uomo?

In realtà, gli interrogativi kantiani si risolvono nell'ultimo: Che cos'è l'uomo? Detto altrimenti, queste radicali domande filosofiche si risolvono in un problema antropologico: Chi sono io? L'io è il soggetto interrogante e interrogato per eccellenza, è apertura originaria e intenzionale sugli enti mondani e sugli altri soggetti. La peculiarità dell'io consiste, o dovrebbe consistere, per usare una splendida immagine di Edith Stein, nel "guardare il mondo con gli occhi spalancati", nell'aprirsi con fecondo interesse a tutto ciò che è umano e umanizzante.

L'interesse – dal latino *interesse* – si configura come un *essere fra*, un *con-essere*, cioè un aprirsi al mondo e agli altri con pienezza emotiva e di sentimenti, con intelligenza qualitativa, e non con morbosa, inautentica curiosità.

Insomma, è veramente interessato alla vita colui che si esercita con costanza nel *gioco delle palpebre*, nel loro aprirsi al mondo con meraviglia per poi riabbassarsi al fine di meditare in modo davvero autentico sul contemplato, voltando così le spalle alle modalità passive, superficiali della curiosità, la quale non è mai soddisfatta proprio perché scivola accanto alle cose, si limita ad una conoscenza puramente quantitativa e non qualitativa, si accontenta solo di ciò che è già stato scoperto, ha timore dell'ignoto perché teme che possa ulteriormente alimentare la sua inautentica, mor-

1

bosa irrequietezza. Ma come ci ricorda Seneca (*Lettere a Lucilio, 33,* 1983):

> Non si scoprirà mai nulla, se ci accontentiamo di quanto è già stato scoperto. Inoltre, chi segue le orme di un altro non trova nulla, anzi neppure cerca.
> E allora? Non seguirò le orme dei predecessori? Certo, percorrerò la vecchia strada, ma, se ne scoprirò una più breve e più piana, la aprirò. Coloro che hanno riflettuto su questi problemi prima di noi non sono nostri padroni, ma nostre guide. La verità è accessibile a tutti; nessuno se ne è ancora impossessato; gran parte di essa è stata lasciata da scoprire anche ai posteri.

La curiosità non ci spinge mai ad interrogarci veramente su noi stessi e, di conseguenza, su chi sia l'altro, in cosa consista la natura del suo volto, cioè la sua parte più vera, ma anche più fragile, più esposta.
    La pagina heideggeriana di *Essere e tempo* (1990) è, a questo proposito, davvero esemplare:

> La curiosità, ormai predominante, non si prende cura di vedere per comprendere ciò che vede, per essere per esso, ma si prende cura solamente di vedere. Essa cerca il nuovo esclusivamente come trampolino verso un altro nuovo. Ciò che preme a questo tipo di visione non è la comprensione o il rapporto genuino con la verità, ma unicamente le possibilità derivanti dall'abbandono al mondo. La curiosità è perciò caratterizzata da una tipica incapacità di soffermarsi su ciò che si presenta.

E ancora:

> Essa rifugge dalla contemplazione serena, dominata com'è dalla irrequietezza e dall'eccitazione che la spingono verso la novità e il cambiamento. In questa agitazione permanente la curiosità cerca di continuo la propria distrazione. La curiosità non ha nullá a che fare con la considerazione dell'ente piena di meraviglia [...]; non la interessa lo stupore davanti a ciò che non si comprende, perché essa cerca, sì, di sapere, ma unicamente per poter aver saputo.

Insomma, la curiosità omologa, serializza, è contrassegnata da un'esasperata irrequietezza che non permette al soggetto vedente di sperimentare la feconda *lentezza* della contemplazione, di meravigliarsi di fronte al contemplato, di provare stupore e *interesse* per l'esistente, di formarsi alla "scuola della visione". La curiosità è contrassegnata solo dall'ansia di aver saputo, senza alcuna preoccupazione che il saputo sia stato interiorizzato, vissuto, *serenamente* compreso.
    La curiosità è una delle forme perverse dello *stare al mondo tra*, ovvero di condurre la propria vita come cosa tra le cose, così come l'interesse si configura come modalità autentica dello *stare al mondo con*, ovvero come sovrabbondante energia relazionale, dono radicale dell'io al tu che gli sta di fronte.
    Per uscire dallo scacco esistenziale, dal naufragio dell'anima al quale conduce la curiosità, dobbiamo scandagliare in ampiezza e profondità il nostro essere, al fine di prendere coscienza della nostra limitatezza che è nel contempo anche segno della

nostra grandezza, ovvero di un pensiero "terricolo" che riconosce di non poter abbracciare l'eterno, ma che in esso vede, tra ombra e luce, la risposta ultimativa alle sue domande di senso.

Proviamo, allora, a meditare sulle superbe parole del grande poeta brasiliano Carlos Drummond de Andrade, il quale, nella sua poesia *Corpo* (1984), ci invita ad indagare, prima degli enigmi del mondo, quell'enigma che è l'uomo, abitato dall'ignoto, dall'inquietudine e da una permanente, rabbiosa fame di eternità:

Come decifrare pittogrammi di diecimila anni fa
se non so decifrare la scrittura dentro di me?
Interrogo segni dubbi
e le loro variazioni caleidoscopiche
osservandoli attimo dopo attimo. La verità essenziale
è l'ignoto che mi abita
e ogni mattina mi colpisce con un pugno.

1.4
Biologia e tecnica

Il nesso fra il dominio della tecnica e di alcuni modelli culturali e fenomeni di tutt'altra natura, biologici, come l'obesità e il soprappeso, è strettissimo. Infatti l'imponente accelerazione, negli ultimi decenni, delle trasformazioni indotte dalla tecnica, interferisce con i processi naturali che, al contrario, hanno tempi lunghissimi. Basta guardare uno di quei cartelloni appesi nelle scuole, che illustrano il passaggio – durato da uno a tre milioni di anni – dall'australopiteco all'*homo sapiens sapiens*, che è l'uomo di oggi. Muta la fisionomia; muta la postura, sempre più eretta; muta l'atteggiamento; ma la struttura fisica è sempre la stessa: non c'è traccia di grasso in eccesso.

Invece, negli ultimi decenni, ecco comparire il sovrappeso! Dunque deve essere successo qualcosa di sconvolgente, in quest'ultimo periodo, brevissimo rispetto alla storia della specie umana: si tratta degli ultimi cinquant'anni, dopo la fine della seconda guerra mondiale. Da una parte, l'accelerazione delle trasformazioni dell'organizzazione del lavoro ha ridotto il dispendio energetico obbligatorio (pensiamo a chi lavorava nelle fonderie d'una volta, o mieteva il grano con la falce); dall'altra parte, è cresciuta molto, nel Nord del mondo, la disponibilità di cibo ricco di calorie. Questi due fattori hanno fatto pendere l'ago della bilancia verso l'obesità; in sostanza, ingrassiamo perché ognuno di noi mangia molto di più e fatica molto di meno, rispetto alle generazioni precedenti.

Infatti il peso forma corrisponde ad una situazione di equilibrio fra le calorie che introduciamo attraverso gli alimenti e quelle che consumiamo. Oltretutto l'arte culinaria sa far apparire leggero ciò che non lo è affatto; pensiamo per esempio a un piatto di ravioli alla panna ben cucinato o al risotto col pesce persico: il grasso non si vede ma è stato assorbito in grande quantità. Per quanto riguarda la fatica poi, oggi, nelle società di più antica industrializzazione, il lavoro mediamente impegna molto meno i muscoli. Questo non vuol dire che non si arrivi alla sera stanchi morti; ma si tratta, per molti di noi, di fatica prevalentemente mentale, che non comporta un alto consumo di calorie. Il nostro cervello consuma più o meno intorno alle duecento calorie al giorno; e questo vale tanto per un intellettuale che studia argomenti molto complessi, quanto per un ragazzino che sta tutto il giorno seduto davanti al televisore. La stanchezza mentale è reale, ma non comporta dispendio di calorie e quindi non influisce affatto sul peso.

Il punto è che l'evoluzione naturale non ha tenuto il passo con la novità degli ultimi decenni, cioè con il fatto che mangiamo di più e ci muoviamo meno. D'altra parte sarebbe stato assolutamente impossibile, perché i tempi dell'evoluzione si calcolano in millenni: pensiamo che lo scimpanzé, dal quale il nostro predecessore australopiteco si è differenziato circa tre milioni di anni fa, ha soltanto centotrenta geni differenti dai nostri! Ovviamente perciò riescono ad influire sull'evoluzione soltanto quei cambiamenti che durano millenni. E nei milioni di anni precedenti, la vita quotidiana imponeva ben maggiore fatica fisica, quindi per l'umanità il problema principale era la scarsità di cibo. Pensiamo alle grandi carestie che hanno fatto strage, anche in Europa, fino all'Ottocento! I genetisti ci dicono che, per questo motivo, nella selezione della specie umana, che è durata milioni di anni, sono stati selezionati gli individui capaci di accumulare nel proprio corpo riserve di grasso, disponibili a ridare energia, nei momenti di carestia.

Ecco perché, naturalmente, sono stati selezionati gli individui geneticamente predisposti ad ingrassare. Al punto che – secondo i calcoli dei genetisti – nell'80% e più degli individui che compongono oggi l'intera umanità, è presente il gene dell'accumulazione di grassi. Infatti, nel corso dei millenni, gli uomini costituzionalmente magri sono stati eliminati dalle carestie e dalle malattie infettive, a cui erano in grado di opporre minore resistenza, avendo a disposizione minori riserve di energia. Ciò significa che sono soltanto pochissimi, oggi, gli individui costituzionalmente tendenti alla magrezza: tutte le indagini statistiche dimostrano che sono meno del 3%, in tutte le popolazioni. Anche nei paesi poveri, la magrezza costituzionale è rarissima: gran parte delle persone sono magre perché deperite o malnutrite.

Si potrebbe perciò pensare che, nella nostra società, dove la magrezza appare il canone estetico sovrano, i magri costituzionali siano fortunatissimi; invece questo è vero soltanto in parte. Certamente, avendo poche cellule adipose, hanno il grande vantaggio di potersi permettere di assumere alimenti calorici, anche un po' in eccesso, senza correre tutti i rischi per la salute connessi col soprappeso; ma hanno un altro problema: anche loro si fanno un gran cruccio del loro aspetto. In realtà neanche i magri piacciono: il loro aspetto molte volte desta preoccupazione, sono spesso visti come deperiti, malaticci, stressati, anche se in realtà sono sani come pesci. Varrebbe forse la pena di riguadagnare un po' di silenzio, provare a stare da soli con noi stessi, dare meno corpo all'inessenziale del vivere, privilegiando le risonanze interiori, come ci si sente veramente e non come gli altri ci vogliono, ci *masticano* e ci *archiviano*.

1.5
Il silenzio è linguaggio

"Tutti i mali degli uomini nascono da una cosa sola: da non sapere essi stessi restare in meditazione in una camera". Questo potente frammento dei *Pensieri* pascaliani ci aiuta a cogliere nel segno la perversa tendenza *ciarliera* della nostra epoca, sempre più simile ad una *logosfera* che tutto vuole nominare e catalogare, vuoi per addomesticare, anestetizzare le coscienze, vuoi per riempire un vivido, tragico senso di vuoto e di noia.

D'altronde l'indicibile, il silenzio pudico, la parola trattenuta, distillata con misura e accortezza, sono forme di imperdonabile oltraggio nei confronti di un mondo in cui tutto deve essere visibile, e quindi fruibile, per poter essere meglio manipolato, archiviato o riciclato, sempre nel segno del pensiero unico, ovvero del binomio produzione-consumo.

Prevale, così, uno stare al mondo in cui, per dirla con Merleau-Ponty, le *parole parlate* prevalgono sulle *parole parlanti*: non si trasmettono discorsi di senso, ma rumorosi e inarticolati suoni (nel quotidiano, rileva Heidegger, si stenta a "percepire il suono di un autentico chiamare"), la cui legittimità e approvazione dipendono unicamente dalla forza retorica o dalla visibilità pubblica dell'*urlatore* di turno. È il compiuto trionfo dei decibel sulle idee.

Il silenzio non è visto come linguaggio, come spazio attraverso il quale risuonano le parole genuine, bensì come una forma di inaccettabile rassegnazione di fronte alla potenza della parola che tutto nomina perché tutto possiede: chi tace, ritengono i più, non lo fa per pudore, ma perché insincero, e quindi debole, o privo del *sapere dei consumi*. La parola, soprattutto se urlata, è aristocratica e guerriera, il silenzio, invece, servile e vigliacco.

Eppure, il silenzio, dice Scheler, è linguaggio: il trattenere un sentimento, l'agganciare al fondo magmatico, oscuro, inaccessibile dell'anima un irripetibile frammento di vita, l'essere *dis-creti*, pudicamente silenti su una propria intima, radicale esperienza, sono forme di comunicazione, comportamenti attivi, parole *altre*.

Il silenzio, come forma di linguaggio autentico, si radica nella corporeità e nella sua sottesa simbolicità: lo sguardo, il riso, il pianto, il contatto, la gestualità...

Lo sguardo, per esempio, è linguaggio *verginale*, cioè nella sua dimensione immediata; è comunicazione di un'iridescenza interiore di emozioni e sentimenti: dall'odio all'amore, dalla diffidenza all'abbandono fiducioso, dall'indifferenza al coinvolgimento affettivo e conoscitivo (la storia della filosofia è punteggiata dalla polarizzazione dello sguardo tra riconoscimento conflittuale dell'altro e riconoscimento nel segno della reciprocità e del dono comunitario).

Nelle grammatiche del silenzio si radica anche lo stupore, ovvero quell'apertura simbolica al mondo che si alimenta, nel contempo, dello sbigottimento angoscioso e della gioia della scoperta:

Trovandosi faccia a faccia con l'essere in se stesso, ci accorgiamo di poter guardare al mondo con due facoltà: la ragione e la meraviglia. Con la prima cerchiamo di spiegare il mondo o di adattarlo ai nostri concetti; con la seconda ci sforziamo di adattare al mondo la nostra mente. È la meraviglia, più che il dubbio, la fonte della conoscenza. Noi non dubitiamo di dubitare, ma rimaniamo stupiti della nostra capacità di dubitare e della nostra capacità di meravigliarci [...]. Il dubbio può finire, la meraviglia non finisce mai [...]; nella meraviglia nulla è dato per scontato.

(Heschel, *L'uomo non è solo. Una filosofia della religione*, 1970)

Nella stupefazione originaria si apre un mondo, che ancor prima che conosciuto va sentito, sperimentato nella sua immediatezza, per essere poi rimodulato sul piano *culturale*, ovvero dei progetti esistenziali, la cui ideazione è sempre preceduta da una stasi silenziosa necessaria a rendere familiari e vissute le idee che si incarneranno poi in scelte e dinamiche di vita.

Una volta che lo stupore come sentire originario si è attualizzato in ideazione e, quindi, in progetti esistenziali, occorre un ulteriore silenzio, cioè l'attesa dell'ascolto da parte dell'altro della nostra parola progettata e progettante. Solo in questo modo può esserci comunicazione, cioè condivisione o presa di distanza dagli interrogativi, dagli spazi di arricchente silenzio che le nostre idee generano.

Come dice Natoli, la comunicazione necessita davvero del silenzio, "perché solo nel silenzio la parola può essere accolta come una semente e meditata, altrimenti si vanifica in brusio, in rumore" (*Parole della filosofia o dell'arte di meditare*, 2004).

Dal personaggio alla "giusta misura"

2

2.1
La distinzione tra *personaggio* e *persona*

Essere percepiti in termini negativi, benché non corrispondenti alla reale condizione di una persona, conta comunque molto, anzi moltissimo. È un dato di fatto: il riconoscimento da parte dell'altro è all'origine della nostra identità; il rapporto, o meglio la relazione io-tu è indubbiamente all'origine del nostro stare al mondo. E fin qui tutto funziona. Il dramma esistenziale, oggi diffusissimo, nasce dalla confusione fra *personaggio* e *persona*.

Cominciamo a chiarire che cosa si intende per *personaggio*: in sintesi, con il termine *personaggio* si intende il ruolo sociale che ci viene attribuito, e sempre più spesso anche imposto dalla pubblicità. Detto in altri termini, il *personaggio* è abitato da linguaggi omologanti, da condotte sociali uniformi ai dettami ideologici ed esistenziali imperanti. Ha un'anima da un lato passiva, poiché si limita a riprodurre l'esistente così come esso viene imposto, e dall'altro piatta, poiché indifferente a tutto ciò che è alternativo, diverso, *contro-ideologico*. In altre parole, il *personaggio* segue imposizioni che gli vengono dall'esterno. Non ha niente di spontaneo. Il *personaggio* ritaglia la propria immagine sui codici serializzanti, indifferenziati, imposti dal mercato. Pensa che il suo valore dipenda esclusivamente dal più alto grado di approssimazione all'immagine ideale disegnata, nella nostra epoca, dalle ingiunzioni della tecnica, che ci vuole tutti efficienti, efficaci, funzionali, sani, tonici, e naturalmente magri. Perché soltanto così siamo perfettamente integrati nel ciclo produzione-bisogni-consumi.

Con il termine *persona* intendiamo invece ciò che è *per se unum*, ovvero l'irripetibile biografia che ognuno di noi incarna, con tutto il suo valore etico-esistenziale e tutta la sua autonomia nell'ordine dell'essere e della conoscenza. Mentre il *personaggio* è abitato dalla conformità, la *persona* è tale per la sua unicità. La *persona* – ed oggi quanto è difficile esserlo! – si annuncia al mondo con un proprio

2

timbro esistenziale irriproducibile, originale, alternativo agli scenari imperanti. La *persona* è capace di sottrarsi alle pressioni esterne, che la vorrebbero conforme ad un modello imposto, sa esercitare l'arte della distanza rispetto alle merci e ai bisogni indotti dal sistema. Non si lascia conquistare dalla subdola comunicazione tecnologica, secondo cui non sono pensabili altre modalità di stare al mondo, non sono concessi altri mondi possibili, esperienze alternative di senso, rispetto a quell'unico orizzonte di significati che è la tecnica nella sua forma esasperata.

Si intende che, purtroppo, nella realtà in carne ed ossa, *personaggio* e *persona* non sono mai disgiunti, poiché la *persona* non è qualcosa di etereo, *iperuranico*, ma si incarna nei ruoli sociali e tende ad omologarsi al *dire dei più*. L'importante è che il *personaggio* non predomini sulla *persona*, che quest'ultima si riservi aree di distacco critico e sapiente vigilanza; in altri termini, occorre che la *persona* si radichi in una *personalità*, in un timbro esistenziale irripetibile, espressivo di carattere, biografia, cultura, ambiente. Insomma, occorre che la *persona* dia un orientamento alla propria vita, convogli la propria energia, la propria espansione d'essere in un progetto, in una direzione di marcia, perché altrimenti saranno gli altri a decidere per lei:

> Se siete troppo deboli per dare delle leggi a voi stessi, accettate che un tiranno vi imponga il proprio giogo e dica: "Obbedite, digrignate i denti, ma obbedite" – e tutto il bene e il male anneghino nell'obbedienza a quel tiranno.
> (Nietzsche, *Frammenti postumi 1882-1884*, 1982)

2.2
La "nuova metafisica"

Si può quindi dire che il mercato, i codici esistenziali della tecnica, la ricerca di un'immagine quanto più simile all'ideale tecnologico, si sono imposti come i nuovi valori assoluti. Infatti è vero che sono stati annullati tutti i valori tradizionali (il principio delle cose, il fine ultimo, l'intrinseca bontà e verità dell'essere...) ma sono stati sostituiti da altri valori, che ormai sono considerati altrettanto fondanti ed indiscutibili quanto gli antichi valori della metafisica. Ed ecco quali sono i pilastri di questa "nuova metafisica": efficacia, efficienza, funzionalità, ragione calcolante, perfetta integrità fisica, scolpita a colpi di diete, di farmaci, di fitness, anche là ove non ce n'è alcun bisogno. E così siamo daccapo, ad un principio metafisico ne è stato sostituito un altro, peraltro contrassegnato da una volontà di potenza in continua espansione e da una dirompente finalità coercitiva. Nessuno, pena l'esclusione, la povertà, l'emarginazione ideologica e sociale, può sottrarsi al mercato tecnologico.

È bene chiarire: perseguire l'obiettivo della integrità fisica è buona cosa, il problema è la pretesa che questa sia perfetta. Non dobbiamo confonderci: è importante prevenire, con un regime alimentare corretto, non solo tutti i danni legati all'eccesso di tessuto adiposo, ma tutte le conseguenze di una cattiva alimentazione. Ma la ricerca esasperata della "forma perfetta", sulla base dei modelli spesso fuorvianti proposti dai media, ha addirittura portato all'esplosione di malattie che prima non erano presenti nella popolazione mondiale.

2.3
Per un equilibrio alimentare

Oggi infatti dobbiamo fare i conti con malattie nuove, causate dalla ricerca della perfezione, soprattutto due, l'anoressia e l'ortoressia. Mentre è noto a tutti il grave problema dell'anoressia, c'è minore consapevolezza di un altro fenomeno, certamente meno diffuso, ma estremamente interessante, in quanto manifestazione di una patologia sociale indotta dalle trasformazioni culturali sopra esposte: l'ortoressia, cioè la ricerca ossessiva del cibo che dia salute, degli alimenti miracolistici. Oggi ci sono persone che si sottopongono, senza alcun motivo, a diete estremamente restrittive, che escludono assolutamente alcuni gruppi di sostanze alimentari essenziali. Pensiamo per esempio ad alcune diete vegetariane molto strette, per lo più condotte senza un adeguato controllo medico, che possono avere conseguenze molto gravi.

I sintomi di questa nuova malattia, causata dalla ricerca della perfetta forma fisica, sono: debolezza muscolare, tremori, caduta dei capelli, screpolature e invecchiamento della pelle. Questi disturbi ci danno un'indicazione chiara: c'è un confine, che non dobbiamo valicare, fra la giusta preoccupazione di mangiar sano e gli eccessi, che possono essere pericolosi. C'è un rapporto equilibrato fra le varie sostanze alimentari, ormai individuato dalla scienza, che ha portato a costruire l'immagine della piramide alimentare, che deriva più o meno dalla dieta mediterranea. Seguire ragionevolmente le indicazioni suggerite da questa immagine riduce notevolmente i rischi di malattia; questa è un'evidenza scientifica consolidata.

2.4
La piramide alimentare

La piramide alimentare (Fig. 2.1) suggerisce una prima risposta, fondamentalmente semplice, alla domanda: Come devo mangiare? In effetti è l'immagine che è stata ideata per semplificare delle prescrizioni che altrimenti sarebbero state macchinose. Basta ricordarsi la piramide, per essere aiutati nelle scelte che dobbiamo fare più volte nella giornata. Spesso ci troviamo a chiederci: mangio la pasta o la carne? Se, per esempio, ho introdotto pochi amidi, so di avere a disposizione ancora molto spazio nella base. In pratica, posso dire: ho già mangiato carne, quindi adesso scelgo un piatto di pasta... È stato dunque individuato, ormai da tempo, uno strumento utilissimo alla prevenzione dei disturbi da cattiva alimentazione, ma purtroppo non funziona come potrebbe funzionare, ancora una volta, per un motivo che potremmo definire culturale.

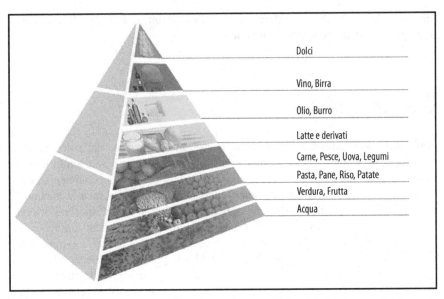

Fig. 2.1 La piramide alimentare va letta considerando la base come la quantità di assunzione dell'alimento quindi gli alimenti con base larga e vicino alla parte bassa della piramide vanno assunti in maggior quantità e frequenza nell'arco della giornata, al contrario quelli con base stretta e posizionati vicino all'apice vanno assunti in minor quantità e frequenza

Le cose sono andate così: una volta creata la piramide, che dovrebbe essere un punto di riferimento stabile, almeno per un paio di generazioni, sono nate immediatamente le revisioni, con nuove piramidi, proposte con tutta la forza dei mass media. Queste correzioni e variazioni, all'inizio, sono state proposte da alcuni scienziati, certamente in buona fede, i quali anzitutto hanno sottolineato che non esistono alimenti buoni e alimenti cattivi in assoluto. Ovviamente è vero. Però questo dovrebbe essere spiegato in modo semplice, per esempio dicendo che, fra i grassi, l'olio d'oliva è il migliore in assoluto; o che la pasta è migliore del riso. Invece è successo che qualcuno ha messo il riso in alto e l'olio d'oliva in basso; così la gente si confonde. Ma chi va al supermercato o comincia a preparare il pranzo, per orientare le proprie scelte, deve avere in mente uno schema semplice.

Caso mai, dopo un paio di generazioni, si potrebbero anche introdurre delle modifiche, sulla base di conoscenze nuove, o dei mutamenti culturali; infatti le abitudini di vita cambiano, anche a causa degli scambi economici e culturali sempre più intensi. Però sarebbe necessario che queste variazioni fossero concordate. Per un'operazione così importante, come proporre un'immagine che leghi strettamente le scelte alimentari di una persona con la sua salute, sarebbe necessario un ampio consenso, che non può essere raggiunto senza un'autorità che lo promuova e lo certifichi. Questo compito potrebbe essere utilmente assunto dai ministeri della sanità dei vari stati, che sarebbero anche in grado di tenere conto delle specificità delle diverse tradizioni locali.

Questa esigenza di semplificazione discende da un criterio generale che non dobbiamo dimenticare: è vero che la filosofia ci insegna, giustamente, a fare sempre le necessarie distinzioni, ma i Greci ci hanno insegnato a ricondurre la molteplicità a unità. Semplificare non significa banalizzare, bensì offrire, in un'epoca particolarmente disorientata e disorientante come la nostra, un punto di riferimento stabile, un paradigma, che naturalmente deve avere un suo valore scientifico, a maggior ragione quando si parla di salute. Certamente poi questo potrà essere rimodulato, di generazione in generazione, sulla base dei mutamenti in atto.

Però c'è un rischio: che il paradigma venga modificato anche per rispondere agli interessi economici di qualche potente produttore. I paradigmi non sono mai puri, o disincarnati; al contrario sono sempre condizionati, se non inquinati, dal contesto sociale, culturale e soprattutto economico. Oggi più che mai la fa da padrone infatti un mercato invasivo e pervasivo. Perciò ci troviamo in questa situazione: da una parte c'è qualche medico o ricercatore che proprio si vende; ma dall'altra parte, purtroppo, molto spesso anche chi è in perfetta buona fede scopre soltanto a posteriori che in realtà la ricerca che ha condotto con impegno e con grande scrupolo era stata dettata da linee di tendenza che l'industria riesce ad imporre in modo sotterraneo.

Per fare un esempio di questo modo subdolo di orientare la ricerca, basta ricordate che negli anni Sessanta la ricerca era fortemente orientata ad individuare alimenti che potessero ridurre il colesterolo, visto come unico responsabile dell'aumento dei casi di infarto e di ictus. In realtà in questo modo si è fortemente favorita l'assunzione di alimenti grassi ad alto contenuto tecnologico, come gli oli di semi e la margarina. Poi si è scoperto che erano addirittura nocivi. Le indicazioni, insomma, cambiano. Un altro esempio, è quello dei prodotti per diabetici; anche in questo caso, negli anni Sessanta l'industria aveva indirizzato la ricerca su alimenti specifici, poi si è scoperto che basta modificare l'abbinamento degli alimenti: basta mangiare più verdura insieme ai carboidrati, mangiare meno riso, far cuocere poco la pasta, mangiare poco e spesso.

2.5
Il benessere come "giusta misura"

Comunque non dobbiamo mai stancarci di sottolineare che tutte le indicazioni, comprese quelle suggerite dalla piramide alimentare devono essere seguite ragionevolmente. Questo significa anzitutto trasformare una conoscenza teorica in un'abitudine non solo di pensiero ma anche di comportamento. Vuol dire evitare gli eccessi e gli integralismi e anche mediare con le diverse culture alimentari nazionali, regionali, familiari, anche individuali. In un paese anglosassone, per esempio, sarà necessario tener conto del fatto che non c'è l'abitudine a mangiare la pasta, che si fa anche fatica a trovarla.

Insomma vanno rispettati i gusti delle persone, perché il cibo deve giovare al benessere, e questo vuol dire anche non deprimersi. Pensiamo per esempio agli anziani nelle case di riposo: oltre il 35% degli anziani istituzionalizzati soffre di anoressia senile. Molti anziani ricoverati non mangiano perché non basta proporre

2

un'alimentazione sana, bisogna rispettare non solo le abitudini ma anche i ricordi delle persone: odori, sapori. Chi è abituato a mangiare polenta e brasato, ne sentirà la nostalgia, anche se si trova nel piatto alimenti sani: per stare davvero bene, non basta evitare ciò che può nuocere alla nostra salute.

Ormai la nozione di benessere è diventata ben più complessa che in passato: negli anni Sessanta un po' tutti per benessere intendevamo semplicemente l'assenza di malattia, oggi invece diamo ormai per scontato che sul benessere influisce molto il rapporto con l'ambiente esterno. Per esempio: non può dire di star bene chi sa che una persona che gli è cara si trova in una situazione difficile, o chi è convinto che l'ambiente che lo circonda gli sia ostile.

A questo proposito, è doveroso richiamare quanto scrive Gadamer, nel suo saggio *Dove si nasconde la salute*: mentre sulla malattia, come *guasto* clinicamente osservabile, come *oggetto resistente* da spezzare, siamo fin troppo informati, sulla salute, la cui natura consiste nel celarsi, siamo paradossalmente silenti. Essa, infatti, non è esaminabile, oggettivabile, non è uno stato esistenziale che invita a prendersi cura di se stessi. In altre parole, quando stiamo bene fisicamente, alla salute non pensiamo affatto: l'uomo, nei confronti della salute, è inautenticamente distratto fino all'oblio. Tant'è che, al di là delle belle parole di tanti politici, gli interventi di prevenzione sono molto trascurati; anche perché la gente non li richiede, mentre, al contrario, chi organizza la sanità è pressato dalla domanda immediata di cura di chi è malato, o magari pensa soltanto di esserlo. L'unico esempio di intervento preventivo di massa che ha avuto successo è stato quello della campagna contro il fumo, che è certamente un merito del nostro paese. Rimane, tuttavia, un dubbio: non è che gli Italiani apprezzino soprattutto il fatto di non avere più il fastidio del vicino che fuma al ristorante, piuttosto che essere convinti della necessità di prevenire il cancro del polmone? Insomma, la ricerca del benessere c'è, entro certi limiti.

Per specificare meglio, in positivo, che cosa sia il benessere, si può dire che il benessere, nel quale si incarna la salute, consista nella "giusta misura", nella temperanza, nella proporzione, nella convenienza-convergenza tra le parti e il tutto, nell'aspirazione ad un piacere legittimo e comprensivo dell'intero dell'uomo. Facciamo qui riferimento a concetti squisitamente greci: Platone e la medicina di origine ippocratica guardavano alla complessità, alla totalità somato-psichica dell'uomo. Il benessere si configurava proprio entro questa totalità bio-psichica come simmetria, proporzione, equilibrio tra forze. Nel *Fedro*, Platone dice espressamente:

> E ritieni che sia possibile conoscere la natura dell'anima in modo degno di menzione, senza conoscere la natura dell'intero? Se si deve credere a Ippocrate, che è della stirpe degli Asclepiadi, non è possibile conoscere neppure la natura del corpo, se non si segue questo metodo. (vedi soprattutto 270 B-D)

Su queste tematiche, il lettore potrebbe fare riferimento, tra gli altri, a Vegetti, *Anima e corpo*, 1985; Onians, *Le origini del pensiero europeo: intorno al corpo, la mente, l'anima, il mondo, il tempo e il destino: nuove interpretazioni di materiali greci e romani, di altre testimonianze e di alcune fondamentali concezioni ebraiche e cristiane*, 1998; Reale, *Corpo, anima e salute. Il concetto di uomo da Omero a Platone*, 1999.

2.6
L'uomo *imperfetto* tra finitezza e legittima aspirazione al piacere

> Se consideriamo uno dei temi tipici dei quadri olandesi, potremmo renderci conto
> che le espressioni "natura morta", *Stilleben* o *still-life*, sono in parte svianti, perché
> si tratta in realtà di vegetali o animali (fiori, frutta, cacciagione, ostriche, pesci: tutte
> cose pensate per la gioia e il godimento dell'uomo) che appaiono ancora sospesi tra
> la vita effimera o appena spenta e la morte [...]. Testimoniano insieme – e con pari
> forza – i piaceri della vita e la loro vanità, i momenti lieti e il loro trascorrere, l'uti-
> lità e la bellezza dei beni quotidiani e il loro breve destino...
> (Bodei, *Geometria delle passioni*, 2003)

È senz'altro vero, come ci ricorda Schelling, che un velo di strutturale tristezza, di
insopprimibile malinconia si stende su tutta la nostra vita; ed è una malinconia che
nasce, come si evince dal bel libro di Georg Steiner, *Dieci (possibili) ragioni della
tristezza del pensiero* (2007), dalla mancata correlazione tra pensiero e realizzazione, ideazione e sua effettiva incarnazione, ideale e resistenza della materia, aspirazione all'inclusione totalizzante dei *pensabili* nei *realizzabili* e urto tragico contro
la nostra contingenza.

Tuttavia, il fatto di essere abitati da sempre dalla precarietà, da una contingenza originaria, non esclude il carattere ambivalente del nostro vivere, che, come ci
ricorda Bodei nel passo d'apertura, oscilla, a guisa delle *nature morte*, tra vanità e
piacere, bellezza, godimento e destino di morte.

Insomma, benché vano il piacere è parte integrante del nostro vivere, si tratta
perciò di coglierlo nel suo significato più autentico ed aspirare ad esso con piena
legittimità etica ed esistenziale.

Alla luce di queste considerazioni, ci sembra che siano due gli elementi sui
quali provare a riflettere.

In primo luogo, il piacere deve sempre essere accompagnato dal riconoscimento della nostra finitezza. Nell'accettare la propria finitezza, infatti, l'uomo può
riscoprire tutta la ricchezza della quotidianità, evitando l'eccesso, la voracità con la
quale inghiotte le cose, le accumula affannosamente, in una continua tensione verso
il futuro, nel quale spera vanamente di estinguere quella bramosia di felicità, caratterizzata non solo dall'intensità, ma anche dalla durata, che il presente non può
strutturalmente soddisfare.

Questa continua attesa del futuro, che invece che essere preparato nel presente
viene quasi battuto sul tempo, consumato voracemente ancora prima che accada,
"vampirizzato", fa dire con amarezza a Pascal: "Ciascuno esamini i propri pensieri: li troverà sempre occupati dal passato e dall'avvenire. Non pensiamo quasi mai
al presente, o se ci pensiamo, è solo per prenderne lume al fine di predisporre l'avvenire. Il presente non è mai il nostro fine; il passato e il presente sono i nostri
mezzi; solo l'avvenire è il nostro fine" (*Pensieri*, 172).

Ma questa continua fuga da noi stessi, dalla nostra condizione presente, ma
anche dalle domande ultime che dovrebbero abitarci in tutta la loro fecondità, que-

sto logorante stordimento di noi stessi, questa inautentica "distrazione" della nostra anima, finiscono solo per impedirci di vivere veramente.

Lasciamo la parola ancora a Pascal: "Così, non viviamo mai, ma speriamo di vivere, e, preparandoci sempre ad essere felici, è inevitabile che non siamo mai tali" (*ibidem*).

In secondo luogo, occorre evitare quelle morali disincarnate, eteree, che collocano la saggezza in un astratto dominio delle passioni, che non potendo, tuttavia, dominare compiutamente, finiscono per imprimere all'umana finitezza il marchio della inesorabile tragicità del vivere in una terra *d'esilio e di lacrime*, senza più riuscire a fare innamorare l'uomo delle cose, del fluire del mondo, che, come ricorda Spinoza, equivale ad amare Dio.

Chiaramente non si tratta di amare indistintamente tutte le cose, ma di saper discernere quelle che ci conservano nell'essere, ovvero quelle che ci realizzano, che ci procurano piacere, da quelle che non ci conservano nell'essere, che relegano la nostra vita nell'inessenziale.

Urge, così, cogliere l'autentica natura del piacere, la quale consiste in un'attività, o meglio accompagna ogni naturale attività ed esprime la piena consonanza tra soggetto pensante o senziente ed oggetto pensato o sentito.

Come direbbe Giovanni Reale, "è la risonanza soggettiva di un positivo oggettivo", espressione che coglie nitidamente la posizione aristotelica sul piacere come attività.

Ecco le eloquenti parole dello stesso Aristotele, tratte dall'*Etica Nicomachea*:

Poiché ogni senso è in atto quando è in relazione con l'oggetto sensibile, e lo è in modo perfetto quando è nella corretta disposizione in relazione al più bello degli oggetti che cadono sotto i sensi (tale si ritiene, infatti, che sia l'atto perfetto: non fa alcuna differenza dire che è in atto il senso oppure il soggetto in cui il senso si trova); di conseguenza, per ciascun senso, l'attività migliore è quella del soggetto che si trova nella disposizione migliore in relazione al più elevato degli oggetti che cadono sotto i sensi. E questa attività sarà la più perfetta e la più piacevole. Infatti, c'è un piacere corrispondente al pensiero e alla contemplazione, ma il più piacevole è il più perfetto, e il più perfetto è quello di chi è ben disposto in relazione all'oggetto di maggior valore che cade sotto quell'attività; il piacere, poi, perfeziona l'attività.

Insomma, il piacere perfeziona tutte quelle attività alle quali si accompagna in modo naturale. Non solo, esso sostanzia, accresce l'attività cui è connaturato: non a caso le cose che facciamo con piacere, le facciamo decisamente meglio!

E tra le cose che ci procurano piacere rientrano sicuramente il gusto e la condivisione del cibo.

2.7
Elogio del gusto o dello stare insieme

Dal momento che però questo elemento primitivamente fisiologico è qualcosa di assolutamente e universalmente umano, esso diventa appunto il contenuto di azioni collettive, nasce la forma sociologica del pasto che unisce all'egoismo esclusivista dell'atto del mangiare uno stare assieme frequentemente e un'abitudine allo stare uniti, situazioni raggiunte solo raramente in occasioni più elevate e spirituali. Persone che non condividono alcun interesse particolare possono ritrovarsi alla tavola comune, in questa possibilità, collegata alla primitività e perciò normalità dell'interesse materiale, risiede l'incommensurabile significato sociologico del pasto.

Già nel 1910, nel suo saggio sulla sociologia del pasto (*Soziologie der Mahlzeit*), Georg Simmel, come si evince dal breve stralcio riportato, rimarcava a tutto tondo la strutturale ambivalenza che da sempre accompagna il mangiare; un'oscillazione, in altri termini, tra la solitudine egoistica tra il *mio* incorporare cibo che nessun altro, in nessuna circostanza, può mangiare, e la simbolicità comunitaria del sedersi attorno ad una tavola comune. E ancora, il contributo, squisitamente qualitativo, che la capacità di passare dalla dimensione biofisica del mangiare, ridotto a puro nutrimento, a quella socializzante porta al costituirsi del mondo comunitario, del *noi*.

Kant, nella sua *Antropologia dal punto di vista pragmatico* del 1798, la cui prima parte ci istruisce sul modo di conoscere l'interno e l'esterno dell'uomo, con una sorta di accostamento sociologico anche alla tematica del gusto, sottolinea come esso sia inseparabile da un discorso di senso sulle effettive origini della civiltà.

Il gusto, infatti, si modella e rimodella sulla base delle molteplici modalità – storiche, sociali, antropologiche – con cui abitiamo il mondo e contribuisce, di conseguenza, a scandire i ritmi stessi delle nostre biografie e della nostra storicità.

Se prendiamo in considerazione l'epoca in cui viviamo, è strutturalmente impossibile non prendere coscienza di quanto sia urgente recuperare un più autentico senso del gusto, una più meditata filosofia dell'alimentazione.

Il *tempo sociale*, la durata del pasto, e lo *spazio sociale*, feriale o festivo, allargato (bar, ristorante, mensa...), intimo (la famiglia seduta a tavola) o compresso (spuntino "mordi e fuggi") hanno subito nell'età della tecnica profondi, radicali mutamenti.

Infatti, immagazziniamo cibo, così come immagazziniamo idee, alla rinfusa, lasciandoci travolgere da una debordante fiumana *bio-ideologica*, senza frapporre resistenza, senza produrre anticorpi *gustativi* o *ideativi*, accatastando in modo sbrigativo, rapsodico, ogni esperienza annunciata dal mondo come fosse espressione di un evento meramente biologico e non anche umanizzante.

Con gli occhi fissi sul cibo – o sulla televisione – siamo diventati spettatori del nostro vivere: dal fast-food alla cena in famiglia, si fatica a riconoscere un intersecarsi fecondo di volti, uno "sfregamento di anime", una condivisione delle idee che è tale

2

solo se gustata lentamente, dove il cibo fa da *medium* simbolico tra l'espressione di un discorso di senso, tra un'articolazione davvero vissuta di significati da trasmettere e la serena piacevolezza di prolungare nello spazio-tempo lo stare insieme.

Insomma, non cogliere la cifra simbolica del gustare il cibo significa rinunciare a priori a una delle fonti privilegiate del rapporto io-tu, del dialogo fecondo e fecondante, della compartecipazione di quegli agiti e vissuti che segnano in modo irripetibile la nostra quotidianità.

In questo senso, Novalis ha parole davvero superbe:

> Il mangiare in comune è un'azione simbolica di unione [...]. Ogni gustare, appropriarsi, assimilare è mangiare, o, piuttosto, mangiare non è che un'appropriazione. Ogni godimento spirituale può dunque essere espresso tramite il mangiare. Nell'amicizia ci si ciba in effetti del proprio amico o si vive di lui. È un vero *tropo* quello di sostituire il corpo allo spirito e, nel corso di un pasto commemorativo di un amico, mangiare a ogni morso la sua carne, bere il suo sangue a ogni sorso, ricorrendo a un'immaginazione ardita, sovrasensibile. Ciò appare certamente molto barbaro al gusto rammollito della nostra epoca, ma nessuno la obbliga a pensare subito al sangue e alla carne cruda e in putrefazione? L'appropriazione corporea è sufficientemente misteriosa per essere una bella immagine dell'opinione spirituale, e sono poi davvero sangue e carne qualcosa di tanto disgustoso e impuro? In verità qui c'è più di oro e diamanti, né è ormai lontano il tempo in cui si possederanno concetti più alti del corpo organico.
> (Novalis, *Opera filosofica*, 1993)

Sempre con Novalis, dunque, possiamo dire che "il tempo trascorso a tavola è il periodo più rilevante del giorno", nella misura in cui l'assaporare, il gustare il cibo rinvia ad una sospensione del tempo tecnologico a vantaggio di quello esistenziale, con la connessa fioritura etica della parola meditata dal cuore e filtrata dalla mente, autentico farmaco contro l'omologazione linguistica e la polverizzazione dei saperi affettivi.

Il primato della medicina che cura sulla medicina che salva

3.1
Una società medicalizzata

Per star bene non basta dunque non avere malesseri fisici; semmai la salute fisica è condizione necessaria ma non sufficiente del benessere, il quale rinvia anche a dinamiche esistenziali, etiche, insomma alla complessità del nostro stare al mondo, alle modalità complessive con cui viviamo le nostre esperienze ed entriamo in relazione con gli altri e con l'ambiente, anzi, prima di tutto con noi stessi. Per parlare davvero di benessere, occorre che, nel rapporto con me stesso e con gli altri, sia sereno, in sintonia con il mondo, appagato delle cose che sono in mio possesso, senza pretendere ciò che, per la mia natura finita, non mi appartiene. Insomma, il benessere dipende anche dalla capacità di caricarci sulle spalle il nostro destino di abitanti mortali della terra, di riconoscere la nostra strutturale contingenza, gli scenari finiti entro cui da sempre esercitiamo il nostro mestiere di vivere; tenendo sempre ben presente che sovente il nostro benessere, o al contrario il nostro malessere, non dipendono tanto dalle cose, ma dall'opinione che ci facciamo di esse.

Oggi invece l'attenzione è rivolta prevalentemente, se non esclusivamente, ai disturbi, anche minimi, anche irrilevanti. Perché viviamo in una società medicalizzata, con un sovraccarico di controlli, esami clinici, supporti farmacologici, anche per disturbi assolutamente marginali o inesistenti. Cosicché da un lato lo standard della salute si è elevato se non impennato, dall'altro il concetto di normalità è diventato estremamente liquido, continuamente plasmabile, modulabile. Diventa perciò molto difficile, quasi impossibile, capire precisamente che cosa significhi star bene. In un certo senso potremmo addirittura parlare di ricerca della ipersalute. Infatti, più si innalza il livello di normalità, più aumentano le pretese, i bisogni delle persone, all'interno di quel perverso nesso dialettico malattia-normalità da cui si origina il mito della guarigione. Contro questo mito si batte giustamente la medicina *adulta*, quella che non guarda alla salute come fonte di guadagno, come mer-

3

cato in cui investire per ricavarne alti profitti, bensì come patrimonio biologico, esistenziale ed etico da salvaguardare.

Questo avviene perché anche la medicina ormai è governata dalle leggi del mercato: al di là della grande passione che induce molti medici a scegliere la loro professione, non si può negare che molti aspetti del lavoro quotidiano del medico siano determinati dalle leggi di mercato. Per esempio la scelta dei farmaci, o del tipo di cura. Ne consegue che, purtroppo, subisce le leggi del mercato anche quell'idea più complessiva di benessere di cui abbiamo parlato prima. È infatti verissimo che la medicina dovrebbe essere olistica, bisognerebbe cioè curare la persona nel suo complesso, non soltanto le malattie che riguardano i singoli organi; ma al contrario i medici sono portati ad intervenire in modo settoriale, sulla base dei valori numerici forniti dalle analisi cliniche, tenendo in poco conto la reazione soggettiva dell'individuo, legata ad una serie molto complessa di fattori. Perché la nostra medicina è cresciuta tutta sul contrasto al sintomo. Sono altre le tradizioni mediche che hanno un approccio olistico, per esempio quella cinese o quella omeopatica; e anche questo ormai è diventato un business, anche su questo oggi c'è un grande mercato. Per di più, non essendo ancora disponibili strumenti di misura per quantificare i risultati di questo tipo di terapie, in questo campo è facile cadere in preda a persone che usano queste pratiche senza adeguate competenze.

Sono comunque sempre più numerose le persone che ricorrono alle terapie che chiamiamo alternative, perché non trovano rimedio a quel senso di malessere serpeggiante che non si riesce affatto ad eliminare, anzi cresce. Siamo perciò in una situazione in un certo senso paradossale: aumenta il numero di coloro che sentono il bisogno di rivolgersi alle medicine alternative, singolarmente, proprio in un momento in cui la scienza medica occidentale sta ottenendo dei risultati enormi, inimmaginabili fino a poco tempo fa. Basti pensare che ormai possiamo ricostruire interi tessuti: parti del cuore o del fegato.

3.2
Il mito della guarigione

È come se la scienza medica, così sviluppata oggi, non riuscisse a guarire chi sta male. Ma chiariamo prima di tutto che cosa significa guarire. Il termine "guarire" rinvia al tedesco *wahren* che significa "mettere al riparo, tenere lontano", "difendersi", insomma liberarsi, rinviandola, dalla sofferenza della morte. Nell'antichità guarire, salvarsi, significava ritornare all'origine, cioè ripristinarsi come un tutto non intaccato, integro, ovvero essere incolumi, *in-culmen*, termine, che a sua volta, rinvia al greco *kéllo* e alla radice *kell* (culmine, colle, colonna), con il significato di "spingere in alto qualcosa, riuscendo a tenerlo fermo, agganciarsi a qualcosa che assicura, che è stabile". Si pensi al latino *salvus* che rinvia a *sollus*, che prima ancora di *totus*, indica il tutto, l'integrità, il non essere *tactum*, toccato, corroso. Su questo argomento è illuminante quanto scrive Emanuele Severino in *Che cosa significa salvezza?* (1999), in cui si afferma che la guarigione/salvezza è possibile grazie ad un qualcosa che ci sostiene.

In effetti, il ruolo che per lo più viene attribuito oggi alla medicina è appunto quello della "colonna" alla quale agganciarci quando siamo intaccati dal male; ma è proprio questo il mito della guarigione! In realtà non dobbiamo credere che la medicina, ogni qual volta interviene, automaticamente salvi. Occorre concepire questa "colonna" come qualcosa di stabile ma provvisoriamente, o meglio di stabile umanamente, cioè non assoluto. Anche il medico è soltanto un mortale come noi. Dice bene Gadamer, che lo definisce "un guaritore ferito", che si fa carico del dolore dell'altro.

Curare insomma, non sempre significa forse guarire, salvare. In alcuni casi sì: fino a cinquant'anni fa, anche da noi – come ancora oggi avviene nei paese poveri – in effetti il medico interveniva sulle malattie infettive più diffuse, le carenze vitaminiche gravi, su alcune forme tumorali e riusciva a debellarle. Ma oggi, nelle società industriali avanzate, le malattie più diffuse sono, da una parte, quelle legate agli eccessi (obesità e diabete che causano malattie cardiovascolari) dall'altra parte le malattie psichiatriche, dovute all'impatto dell'individuo con un ambiente inospitale dal punto di vista psicologico, che genera sempre più ansia e depressione. Di fronte a queste malattie, la preparazione del medico è carente, perché negli studi di medicina manca assolutamente l'insegnamento della capacità di comunicare, che vuol poi dire prima di tutto saper recepire i segnali della persona che ci sta davanti. Per questo sarebbe necessaria una conoscenza del contesto in cui la persona vive, ben più ampia di quella che per lo più i medici hanno. Ma le difficoltà più gravi si incontrano di fronte al malato destinato inevitabilmente a morire, che magari non soffre più, perché è stato curato, ma si ha una relativa certezza statistica che avrà un tempo di vita limitato.

In questi casi, così penosi, il medico ha un compito arduo e delicatissimo. È veramente tremendo sentirsi padroni del tempo di vita di una persona, soprattutto se è una persona giovane, magari impegnatissima ad interagire con il proprio bambino. Naturalmente non ci sono regole valide sempre; l'unico criterio è la massima attenzione alle richieste, anche implicite, della persona. Talvolta un malato terminale fa capire al medico che lo ha in cura che ha bisogno di non sapere, perché non vuole rischiare di concentrare l'attenzione esclusivamente su se stesso, per contare il tempo che gli resta, trascurando i rapporti anche con chi gli è più caro. Il peggio è che nessuno insegna ai medici ad affrontare queste situazioni. Mentre sulla bioetica, cioè soprattutto su quando staccare la spina, è aperto il dibattito fra i medici e ci sono ormai anche esperienze abbastanza numerose di interventi di filosofi, teologi e giuristi nella facoltà di medicina, su quest'altro aspetto, certamente importante, della comunicazione, normalmente negli Istituti di Medicina manca la volontà di coinvolgere altre competenze, che in realtà sono necessarie.

Purtroppo si finisce con l'affidarsi esclusivamente alla sensibilità ed al cosiddetto buon senso del medico. Anche se in realtà il buon senso non esiste; sarebbe necessaria una riflessione approfondita e poi codificata, che dovrebbe entrare a far parte della normale formazione del medico. Finora si sono fatti soltanto pochi tentativi di rimediare a questa grave lacuna, con risultati molto positivi. Sono stati molto apprezzati, per esempio, alcuni interventi antropologici o filosofici in congressi di medici nutrizionisti e di medicina estetica. Altrettanto, se non più, utili sono lezioni di questo tipo svolte in talune Facoltà di Medicina. In queste occasioni, medici e studenti di medicina hanno rivelato, accanto alla loro indubbia competenza tecnica, uno smarrimento di

3

fondo di fronte a tematiche esistenziali, etiche e, più in generale, di fronte alla filosofia della cura. Hanno comunque dimostrato grande disponibilità e l'interesse, la consapevolezza della necessità professionale e umana di integrare in modo fecondo l'arte
medica con un vitale e solido impianto teorico-filosofico, con tutte le ricadute esistenziali che comporta. Molti studenti hanno addirittura chiesto come mai nel loro corso
di studi non fossero obbligatoriamente previste lezioni di filosofia morale, di antropologia filosofica o, più in generale di filosofia della persona.

Il dolore, infatti, se ricondotto solo a indagine sociologica o a dinamiche di labo-
ratorio, si inabissa nel glaciale dato clinico o statistico, con la conseguente amputazio-
ne di quel turbinio di sentimenti, di tonalità affettive, che vanno dallo sbigottimento
all'angoscia, dal pudore, come baluardo contro la vergogna del sé esposto al dolore,
alla disperazione per il progressivo sfaldarsi della propria identità. Occorre, dunque,
aprire l'esperienza del soffrire ad un senso ulteriore, perché "il dolore *si prova* e *mette
alla prova*, inchioda e lega, ma nel contempo apre le vie dell'attenzione e dell'intelligenza dalle forme minime di preoccupazione alla *cura*" (Natoli, *L'esperienza del dolore. Le forme del patire nella cultura occidentale,* 1999).

Il medico entra in relazione con un soggetto che vede nel dolore il restringersi o,
addirittura, il chiudersi di ogni possibilità, di ogni progetto esistenziale, nel segno della
solitudine, della strutturale difficoltà a comunicare un'esperienza così intima, così
individualizzante, anche perché, sperimentato come anticipazione della morte, il dolore si configura come *esposizione* del nulla, della greve precarietà del vivere, della contingenza di cui siamo impastati. Si capisce, allora, che solo una medicina che non si
limiti alla dimensione della *disease*, ma sappia intercettare la persona sofferente nella
sua intimità, può garantire, se non la salvezza, contro il *mito della guarigione*, almeno
la dignità della cura come profonda relazione etica ed esistenziale.

L'intimità come costruzione duale di senso, progettazione di significati a cui concorrono sia il paziente, nel segno del fiducioso abbandono, sia il medico, nel segno
della calda, vissuta responsabilità, è abitata dalla *cura* (sfera dei significati essenziali
del vivere) e non dalla *preoccupazione* (sfera dei commerci intramondani), proprio
perché l'esperienza di malattia è esperienza di una ferita relazionale che destruttura la
narrazione esistenziale del soggetto:

1. Ferita in relazione al proprio corpo, poiché, dice Thomas Mann ne *La montagna
   incantata*, "la malattia rende l'uomo più corporeo, lo fa tutto corpo", dal quale, da
   un lato, si vuole prendere le distanze perché cifra della precarietà dell'esistere, dal-
   l'altro, invece, si vuole impadronirsene come mai nella vita in salute, perché l'angoscia di sentirsene espropriati, non solo dalla possibilità quasi *carnale* della
   morte, ma anche dalla sua visibilità medica (l'angoscia della reificazione dello
   sguardo medico), ci fa sentire tutto il peso della nostra vulnerabilità;

2. ferita relazionale rispetto alla quotidianità, la cui lacerazione narrativa provoca
   dapprima sgomento, poi una progressiva eclissi verso un altrove indeterminato, e
   per questo angoscioso, inospitale, che richiede uno sguardo non semplicemente clinico, ma, appunto, di intimità, la quale, come espressione abissale dell'empatia, si
   configura come pudore, parola trattenuta, gesto vissuto, attenzione totale nei confronti del volto sofferente in un reciproco scambio di significati.

Sicuramente chi insegna medicina all'Università dovrebbe impegnarsi per modificare i piani di studi in questo senso. Finora abbiamo visto il medico nella sua capacità di interagire col fenomeno malattia utilizzando vari strumenti, che vanno dal farmaco all'intervento chirurgico. Questi però funzionano benissimo nel caso di malattie infettive, o laddove è indispensabile un intervento drastico, come la chemioterapia. Ma oggi ormai la maggior parte delle malattie, almeno in questa parte del mondo, sono dovute ad un cattivo rapporto dell'individuo con l'ambiente in cui vive. Le principali patologie, qui in occidente, sono collegate a situazioni di stress o di eccesso, dalla eccessiva introduzione di cibo, alla eccessiva sedentarietà.

Il medico è perciò chiamato a dare risposte nuove a questo tipo di sofferenze. Deve offrire gli strumenti per arrivare ad un autoesame, che si estenda anche all'ambiente, ad un'autovalutazione, che consenta di individuare anche i propri limiti. Solo così si può arrivare all'obiettivo finale: l'autocontrollo, che è la cura reale di tutte le malattie dismetaboliche, dall'obesità al diabete. Per questo non esistono pillole e nessun corso di terapia medica ti insegnerà queste cose. E non si tratta soltanto dei disturbi legati all'alimentazione; anche molte malattie dermatologiche potrebbero essere prevenute e curate. Per non parlare delle malattie cardiovascolari e intestinali, strettamente connesse al nostro stile di vita.

3.3
Sul concetto di empatia

Per cercare di tratteggiare il ruolo che oggi, nella nostra società, si chiede di svolgere al medico, niente è meglio della bellissima definizione offerta da Dietrich von Engelhardt, direttore dell'Istituto di Storia della medicina e della scienza dell'Università di Medicina di Lubecca: "Il medico non è un salvatore né un tecnico ma un'esistenza di fronte a un'altra esistenza, è una natura umana fragile che porta nell'altro e con l'altro la libertà e la dignità di vivere ed essere riconosciuti". Purtroppo la tecnica, che è la forma, l'essenza stessa della nostra civiltà, ha svilito la malattia, riducendola ad un guasto entro la macchina corporea, sul quale il medico opera come una sorta di meccanico preposto a riparare il guasto. Invece il curare medico deve essere inteso come l'intervento necessario nel momento in cui una persona, che per sua natura è un *ens indigens* – cioè un essere vulnerabile, finito – diventa anche *ens sofferens*, è cioè intaccato dalla malattia. In altri termini è vera cura medica quella che inscrive la malattia nell'orizzonte complessivo della fragilità umana. Il medico poi, come tutti gli esseri umani, è a sua volta un soggetto fragile. Chi cura deve sempre muoversi su questo duplice versante: io medico, esistenza fornita di competenza nell'arte della cura, ma anche natura fragile, finita, non onnipotente, nella mia professione curo l'uomo ad un duplice livello, riconoscendo, da un lato, la sua natura complessiva contingente, destinata alla morte, e dall'altro lato la sua natura particolare, il caso della malattia, come un evento inscritto nel più generale quadro della precarietà con cui gli uomini abitano il mondo.

A volte il medico si trova in grave difficoltà, proprio perché sa che il paziente spesso lo vive come onnipotente, senza tenere nemmeno conto del fatto che ogni medico ha una preparazione specifica, legata all'esperienza lavorativa, alle caratteristiche del corso di studi che ha seguito e, più in generale, alle caratteristiche della personale cultura di ciascuno. Invece il malato si aspetta che il medico capisca e curi ogni tipo di sofferenza, si rivolge a lui con una forte aspettativa. Molte volte il medico viene visto anche come colui che può risolvere problemi psicologici, o di disadattamento sociale. Non è raro che i genitori che hanno figli in difficoltà a scuola dicano: "Lei che è un medico saprà certamente come fare". C'è chi al medico sottopone i suoi problemi familiari, e chi gli rovescia addosso le proprie ansie e sofferenze psichiche, che in realtà richiederebbero l'intervento di uno psicologo, se non di uno psichiatra.

E non basta rispondere: "Mi dispiace, ma in questo campo non sono competente". Non è così semplice: quando una persona si rivolge al medico chiedendogli aiuto, risponderle semplicemente e immediatamente che deve rivolgersi ad un altro specialista può peggiorare la situazione. Un esempio: molte volte i familiari mandano dal dietologo ragazzine adolescenti che presentano i primissimi sintomi di quella che può diventare una gravissima malattia, l'anoressia. Sono sintomi molto sfumati; più che altro sono incertezze sull'immagine di sé o su come alimentarsi. Spesso un dietologo è in grado di risolvere anche questi problemi, evidentemente di ordine psicologico, perché la ragazzina avverte come patologici i cambiamenti della distribuzione del grasso corporeo legati alle trasformazioni proprie dell'adolescenza e cerca di contrastarli con le armi che ha in mano: cambiare l'alimentazione o intensificare l'esercizio fisico. A volte sceglie una dieta vegetariana o altre diete seguite dalle amiche o scopiazzate dai giornali; invece, in molti casi, basterebbe che si rendesse conto del fatto che i cambiamenti in atto sono fisiologici. Molto spesso, di fronte a quelle che i medici chiamano le paturnie delle ragazzine, basta dare loro delle chiarezze, correggendo subito scelte sbagliate, sia nel campo dell'alimentazione che nelle abitudini di vita, relative per esempio allo sport.

In questi casi, indirizzarle subito dallo psicologo è francamente sbagliato: rischia di etichettare la ragazzina, che è recuperabilissima, come malata psichica, aggravando decisamente la situazione. Sbaglia perciò il medico che dice subito: questo è un problema psicologico, non mi riguarda. Perché certamente c'è un disagio personale dietro la classica domanda che gli rivolgono: Lei che cosa ne pensa? Ma, nella maggior parte dei casi, questo disagio può essere dissipato semplicemente dando risposte alle domande reali che vengono poste. Il problema è che bisogna sapere ascoltare le adolescenti; per rassicurarle, molto spesso basta dare una corretta informazione sulle varie fasi della crescita corporea. Ci sono però anche i casi in cui sarebbe giusto dire: non è mia competenza. D'altra parte anche il medico spesso fa fatica ad ammettere, di fronte al paziente, di non sapere alcune cose; perché, anche se forse non è vero, teme che ammettere di non sapere qualcosa comporti il rischio di perdere credibilità. Sa che, se dice al paziente che la sua richiesta va rivolta ad un altro specialista, questa risposta può essere vissuta come una delusione.

L'atteggiamento del medico che non perde mai di vista la precarietà della nostra specie, in sostanza, è questo: sa di non essere onnipotente, ma comunque si adopera per aiutare chi ha di fronte, tenendo conto della totalità della persona. Il medico che ha piena e costante consapevolezza della comune fragilità ragiona così: io mi adopero, per quanto gli strutturali limiti della scienza medica mi permettono, per aiutare questa persona, considerando non il *guasto*, bensì la totalità esistenziale ed etica del volto che ho di fronte, al quale non posso promettere nulla più che di prendermene cura, profondendo tutte le mie energie umane e professionali. Da qui la necessità di un fecondo rapporto tra medicina e antropologia. Ne trattano ampiamente tra gli altri, tre testi di grande interesse: Laín Entralgo, *Antropologia medica* (1988); Venuti, *Il rapporto paziente-medico: la capacità di essere-con* (2005); Quaranta (a cura di) *Antropologia medica. I testi fondamentali* (2006).

Se il medico non dunque è né un meccanico che aggiusta il corpo, né uno stregone onnipotente, ma un uomo che può aiutare l'altro uomo che soffre, allora il paziente ha il diritto di chiedergli, oltre ad una diagnosi, anche di capire la sua sofferenza. Chi è malato ha il diritto e un grande bisogno di trovare nel medico un atteggiamento empatico. Di empatia si sente parlare sempre più spesso, anzi di questa parola, che è termine sacrale, oggi si fa un grande abuso. D'altronde la nostra è un'epoca ciarliera, che pretende di pronunciarsi su tutto con frenesia, con l'ansia tipica di chi teme che il mondo gli sfugga, ignorando che la realtà è molto più complessa, per le sue innumerevoli sfumature, rispetto alle definizioni con cui si cerca, volta per volta, di circoscriverla, di incasellarla nei reticolati della *ragione calcolante*, incapace per sua natura di gestire simboli.

Del concetto di empatia si può, con Edith Stein, tentare una ricostruzione terminologica, partendo dalla distinzione tra tre termini; *Eins-fühlen*, immedesimazione, *unipatia*; *Mit-fühlen*, compassione, sentire-con; *Ein-fühlen*, sentire-dentro, empatia. Il medico, come d'altronde ognuno di noi, non potrà mai immedesimarsi nei vissuti, nei sentimenti, nel sentire del malato e vivere la malattia dell'altro, poiché deve arrestarsi alla soglia del mistero che da sempre custodisce il fondo originario della nostra anima. E non deve neppure compatire il paziente, poiché, se lo compatisse, verrebbe meno il distacco professionale necessario nella cura e, soprattutto, perché il medico finirebbe per proiettare sul paziente il proprio mondo interiore, calibrando i vissuti dell'altro sulla base delle proprie risonanze interiori.

Deve essere molto chiaro che l'empatia non è compassione: l'empatia non è un movimento *verso* l'altro, ma *a partire da* l'altro, dal suo stare al mondo, ben sapendo che la disfunzione organica, la sua classificazione clinica (*disease*), non coincide affatto con ciò che la disfunzione rappresenta a livello di vissuto per la persona che ne è affetta (*illness*). La stessa malattia è sempre vissuta in modo diverso dalle diverse persone. L'empatia è prestare attenzione, è cura come servizio e non come prestazione, è accoglienza di vissuti che possiamo solo sentire, senza la possibilità di dar loro voce né entro il nostro sentire, né tanto meno entro un vocabolario clinico. In definitiva, si può dire che l'empatia è l'umanizzazione della competenza clinica.

Questo significa che il medico deve accogliere dentro di sé la sofferenza del malato: il medico che ha un atteggiamento empatico, ferma restando l'ineludibilità della sua arte, diventa soggetto passivo, nel senso di colui che "si fa spazio per l'altro" o, come dice Lévinas, si trasforma in "ostaggio" dell'altro. In questo contesto la responsabilità (latino: *sponsio* come *praestatio; spondet pro aliquo*) è promessa, impegno, farsi garante di qualcuno o qualcosa, prendersi in carico un tu nel segno del rispetto, soglia dell'etica, e del riconoscimento della fragilità del suo volto. Per approfondire queste tematiche sarebbe opportuna la lettura, tra gli altri, di Stein, *Il problema dell'empatia* (1985) e di Boella, *Sentire l'altro. Conoscere e praticare l'empatia* (2006).

3

Assumere questo atteggiamento, di umana simpatia e insieme di consapevolezza dei doveri e anche dei limiti della propria professione, non è certo facile. Ma il medico è aiutato dai pazienti. Anche quelli nelle condizioni più disperate, quelli che la società etichetta come terminali, e cioè irrimediabilmente perduti, sono capacissimi di comunicare al medico che sa ascoltarli la loro voglia di vivere e quali sono i loro reali bisogni. Si può citare un esempio illuminante: una persona che non era nemmeno più in grado di parlare, un paziente affetto da sclerosi laterale amiotrofica. È una malattia neurologica gravissima, che colpisce persone ancora in giovane età e progressivamente porta ad una paralisi generalizzata. Per questa malattia, l'intervento nutrizionale diventa fondamentale per la qualità della vita del paziente, costretto ad una nutrizione artificiale. Anche una persona totalmente immobilizzata riesce a comunicare i propri bisogni: lo fa con gli occhi, con il movimento delle ciglia, oggi aiutato dal computer, che registra questi movimenti minimi e li trasforma in lettere dell'alfabeto.

Un episodio recente: uno di questi pazienti ha posto al medico, come sua esigenza fondamentale, quella di mantenere nutrito il cervello, evitando assolutamente i momenti di ipoglicemia, perché soltanto continuando a comunicare, poteva mantenere la vita, cioè la relazione con gli altri. Per lui vuol dire continuare a guardare la tv, leggere il giornale, ascoltare i suoi figli, ancora ragazzini, quando tornano da scuola, dar loro dei consigli. Come si vede, la sua richiesta è del tutto proporzionata alla dimensione che ha assunto il suo mondo. Questi pazienti non chiedono l'impossibile, non chiedono di guarire; chiedono al medico prima di tutto di ascoltarli, perché soltanto così potrà capire il loro bisogno reale. Questo lacerante esempio coglie nel segno: sia il paziente che il medico hanno davvero calibrato sulla loro carne il senso del limite, dal cui riconoscimento germina un autentico rapporto io-tu. Questo rapporto non è fatto solo di operatività, di gestualità tecnica, ma esprime soprattutto una *con-fusione* di anime, cioè un fondersi insieme di esperienze esistenziali e affettive.

3.4
La medicina miracolistica

L'errore, purtroppo molto diffuso, è quello di aspettarsi i miracoli dal medico e dalla medicina. Oggi molti sono indotti ad avere aspettative miracolistiche, poiché la tecnica, che si incarna anche nella medicina, ha pretese totalizzanti e salvifiche a tutto tondo. Il medico rischia perciò di essere visto come una sorta di intermediario tra terra e cielo, come colui che, depositario di una sapienza assoluta, assicura la perenne incorruttibilità del corpo e quindi la salvezza dell'uomo anche di fronte ai più tenaci assalti della malattia. C'è persino chi si aspetta che la medicina gli eviti di invecchiare; infatti si è enormemente sviluppata quella branca della medicina che si chiama anti-age, assolutamente legittima quando è finalizzata all'innalzamento dell'effettiva qualità della vita, inautentica, invece, quando tracima in una sorta di guerriglia giornaliera contro l'ineluttabile scorrere del tempo.

Il boom è cominciato con l'esplosione della richiesta di modificazioni dell'aspetto esteriore, che ha interessato i chirurghi plastici. Negli anni '90 si interveniva soprattutto sulle rughe, sul seno; si sono cominciate a praticare la liposuzione e la liposcultura, per ridurre il grasso nelle zone del corpo dove naturalmente le donne ingrassano in menopausa. Ma il boom si è avuto nel nuovo millennio, quando il fenomeno è diventato di massa, perché l'industria cosmetica e farmaceutica ha lanciato prodotti antinvecchiamento, sotto forma di creme, di gel e anche di pasticche: dalle creme rassodanti alle vitamine abbronzanti. Ormai la domanda è cresciuta tanto che i supermercati sono passati dalla proposta degli integratori alimentari, in un piccolo reparto specializzato, alla proposta di interi gruppi di cibi che possono mantenerci giovani e preservarci dalle malattie. L'insalata viene proposta perché contiene vitamina C, i frutti di bosco per il carotene; lo yogurt, che è ottimo in sé, talvolta viene addizionato con sostanze naturali, che proteggono la pelle; il latte spesso viene addizionato con calcio o acidi grassi omega tre. È interessante sottolineare che questi ultimi sono già contenuti nel pesce e hanno sicuramente un'azione protettiva e antinvecchiamento; ma noi mangiamo poco pesce, e così vengono immessi nel latte. Ormai il mercato ha stravolto tutto, con il rischio che il compratore ingenuo finisca per esempio con l'assumere in eccesso alcune sostanze, che sono sì normalmente carenti nella nostra dieta, ma in quantità eccessiva possono essere pericolose.

Infatti alcune sostanze in sé benefiche, assunte in eccesso, possono far male; ad esempio il selenio, uno dei minerali meno presenti nella nostra dieta: ne sono necessari e sufficienti pochi microgrammi al giorno. Sappiamo comunque che questo minerale è forse la più potente sostanza che ci protegge contro l'invecchiamento delle cellule. Data la carenza nella dieta consueta, l'industria farmaceutica se ne è appropriata da tempo, proponendo contro l'invecchiamento, la pillola (dose singola) con selenio e alcune vitamine. Sembra una cosa ottima, ma c'è un problema: ormai parecchi alimenti molto diffusi vengono addizionati col selenio: c'è la pasta anti-age, ci sono le patate, la farina e quindi il pane. Chi li consuma abitualmente rischia di introdurre selenio in eccesso, con conseguenze negative. Infatti da 40 a 80 microgrammi al giorno di selenio hanno una potentissima azione antiossidante, anti-age e antitumorale; ma sopra i 150 microgrammi – e arrivarci è molto facile, nella nostra società degli eccessi – il selenio diventa cancerogeno. Sappiamo da decenni che i lavoratori esposti al selenio, nella produzione dei tubi catodici e delle lampade al neon, erano enormemente esposti al rischio di tumori al fegato.

Concludendo, dobbiamo sapere che certe sostanze naturali, che di per sé sono benefiche, quando ci vengono proposte dall'industria farmaceutica e da quella alimentare, rischiano di avere effetti negativi, perché c'è sempre il rischio dell'eccesso. Questo vale anche per sostanze considerate del tutto sicure, come la vitamina C, la vitamina A o gli acidi grassi omega tre del pesce. In dosi eccessive possono essere tutti pericolosi; come, del resto, si sa da sempre che sostanze ritenute generalmente pericolose, a basse dosi, possono avere azione protettiva. Per esempio l'alcool o il cromo.

3

3.5
Contro gli eccessi

Tutto questo, in sostanza, significa che la regola fondamentale è una sola, antichissima: non bisogna esagerare. Sembra un'indicazione molto semplice, ma seguirla non è affatto semplice: la temperanza, o giusta misura, che è il messaggio più alto lasciato ai posteri dal mondo greco, oggi è estremamente difficile da attuare. La modernità è infatti caratterizzata da un'ambivalenza di fondo. È come se l'anima dell'uomo di oggi, nella società tecnologica, fosse scissa in due: da una parte siamo educati e incoraggiati a ricercare la perfezione del corpo, modellandolo con diete, palestre, addirittura la chirurgia, e dall'altra parte ci viene proposto ogni genere di piacere della tavola, per non parlare del cibo spazzatura. Insomma c'è una continua oscillazione fra ascetismo ed edonismo. Da una parte l'obesità dilaga, dall'altra parte c'è la ricerca spasmodica del dimagramento, condotta a volte in modo ossessivo, fanatico, pericoloso per la salute.

E tutto questo comincia fin da bambini: da una parte la pubblicità martellante di biscotti, merendine, bevande, ricchissime di zuccheri, dall'altra parte l'imposizione di un modello di bellezza femminile caratterizzato dalla restrizione delle misure, proposto dalle bambole più famose e diffuse. Una ricerca condotta da studiosi americani ha dimostrato che, proiettando le misure della più nota fra le bambole moderne – ormai imitata anche dalle bamboline di poco prezzo importate dalla Cina – si ha una donna alta un metro e ottantadue, che pesa quarantaquattro chili e ha un indice di massa corporea di 13,3. Secondo i protocolli medici dovrebbe essere immediatamente ricoverata, per rischio di malnutrizione grave.

È questo l'ideale di bellezza femminile imposto oggi dalla cultura dominante, sulla base di criteri profondamente diversi da quelli prevalenti fino a non molti decenni fa. Infatti non c'è una definizione univoca di bellezza; altrimenti non esisterebbero le varie storie della bellezza, come della bruttezza. D'altra parte, l'immagine della bellezza è sempre condizionata dal contesto sociale. Poiché oggi il nostro stile di vita, come abbiamo già detto, richiede efficienza, efficacia, produttività, iperattività, di conseguenza la corporeità femminile deve rispondere a canoni di snellezza, altezza, fino a tracimare nella magrezza eccessiva. E anche dietro questa proposta c'è una forte sollecitazione del mercato. La Venere di Giorgione o di Tiziano non aveva certo lo scopo recondito di promuovere la vendita degli abiti di taglia larga!

Attualmente invece non è più l'arte che noi consideriamo alta a proporre l'immagine della donna bella. Oggi sono i media che propongono misure diverse, finalizzate ad indirizzare verso una certa foggia di abiti e naturalmente a promuovere la diet industry (cibi dietetici, palestra, massaggi, interventi sulla cellulite, fino ai metodi sciogligrasso, e alla liposuzione), che si potrebbe definire il "mercato delle ciarlatanerie". In questo campo si realizzano enormi profitti, perché cresce il numero delle donne e degli uomini che ritengono assolutamente indispensabile, perché la loro vita sia degna di essere vissuta, mostrarsi belli, e dunque anzitutto snelli. Infatti, poiché viviamo in un'epoca di spettacolarizzazione dell'individuo, fino alla socializzazione anche della sua intimità (pensiamo a certe terribili trasmissioni televisive), si è progressivamente passati dal corpo vissuto al corpo esibito. Talvolta si arriva addirittura al tragico paradosso che la bellezza viene perseguita, non per sentirsi bene con se stessi, per il fatto di avere un bel corpo, bensì per uno scopo diverso: perché il proprio corpo possa essere esibito come una merce.

3.6
Il "mercato delle ciarlatanerie"

La diet industry, che è stata definita addirittura "mercato delle ciarlatanerie", è il ricchissimo mercato di prodotti, strumenti, strategie, programmi e qualsiasi altro mezzo che possa essere impiegato per la perdita di peso, indipendentemente dal rapporto costo-beneficio, che si riflette sul consumatore. Lo scopo è assicurarsi un facile guadagno, sfruttando il bisogno dei soggetti che vogliono o devono perdere peso, la loro intenzionalità, la loro mancanza di consapevolezza e della preparazione necessaria ad affrontare la difficile condizione di essere in sovrappeso, spesso aggravata dalle pressioni dell'ambiente e da condizioni genetiche predisponenti. Su tutti i prodotti e gli interventi proposti dalla diet industry (che vanno dalle calzamaglie per dimagrire, alle diete ferree o agli integratori usati senza seguire una dieta, per non parlare degli interventi chirurgici ingiustificati), la posizione del mondo scientifico è unanime: sono interventi inefficaci, inutili e pericolosi.

Purtroppo però spesso questi prodotti ci vengono proposti come garantiti dall'autorità di questo o quel medico. Ma si tratta di dichiarazioni o osservazioni di singoli medici, senza alcun riferimento a studi scientificamente condotti e pubblicati da riviste ufficialmente riconosciute come autorevoli. Su molti giornali, per esempio, compaiono inserzioni pubblicitarie che citano studi condotti in Università, per lo più americane, mai sentite nominare. Per non parlare delle varie società scientifiche citate, che a volte sono state costituite, con altisonanti nomi di fantasia, soltanto allo scopo, appunto, di poterle citare.

In realtà esistono anche società scientifiche che si occupano seriamente di alimentazione e nutrizione ed in ognuna di esse operano ricercatori degni di stima; in Italia se ne potrebbero citare almeno dodici. Il guaio è che nessuno si è mai preoccupato di tentare di ridurre a unità questa ricchezza e varietà di presenze, perché ciascuno continua a coltivare il proprio orticello. Questo genera confusione, perché ci sono almeno dodici voci diverse, che, pur d'accordo su alcuni concetti generali, si differenziano per la diversa accentuazione posta su alcune sfumature. E queste discordanze aprono lo spazio alle più spregiudicate scorribande del mercato: in molti casi produttori e venditori senza scrupoli riescono a strumentalizzare affermazioni scientifiche in sé valide. Un esempio: a proposito della dieta mediterranea, da tutti riconosciuta come salutare, una di queste società scientifiche aveva scritto che ovviamente non si tratta di una dieta dimagrante. Parecchie aziende ne hanno subito approfittato per propagandare i loro prodotti dimagranti come necessari per combattere i supposti danni della dieta mediterranea.

Tuttavia, benché tutti coloro che hanno competenze scientifiche siano concordi nel giudizio negativo sulla diet industry, i suoi prodotti hanno un grande e crescente successo, nonostante i costi elevati, per lo più ingiustificatamente. Questo avviene perché viviamo in un mondo caratterizzato dal nomadismo esistenziale. Non ci sono più criteri di riferimento stabili, le persone sono disorientate e vagano confusamente dal tradizionalismo dogmatico a forme di "spiritualità" usa e getta. Perciò ha buon gioco chiunque proponga ricette miracolistiche, ammantate di apparente scientificità, che ti promettono, se non la vita eterna, quanto meno di plasmarti a immagine e somiglianza dei canoni imposti dal mercato. La diet industry rientra in questo perverso circuito.

Ed ha una spiegazione anche il fatto che spesso abbocchino a questi ami non soltanto gli sprovveduti, ma anche persone dalle quali ci si aspetterebbe una certa capacità di cogliere la differenza fra ciò che ha un fondamento scientifico e la ciarlataneria. In effetti viviamo in una società così altamente complessa che è impossibile "collegare ogni suo elemento con ogni altro", come scrive Niklas Luhmann (*Struttura della società e semantica*, 1983). Ci troviamo dentro un sistema in cui manca unità, manca un centro di coagulazione dei saperi e delle dinamiche esistenziali. Ne consegue che le fonti cui attingiamo le nostre conoscenze sono così ramificate, che si finisce per smarrirne origine, genuinità, attendibilità. Si rischia così di mescolare ciò che è scientifico con ciò che non lo è, ciò che promuove una vera cultura del corpo con ciò che, in nome della mistificazione economica, usa il corpo per ogni genere di nefandezze, prima fra tutte la ricostruzione del mio corpo a tavolino, come accade nelle aziende pubblicitarie.

Queste influiscono infatti in larga misura sul modo in cui ciascuno di noi si rappresenta il proprio corpo perché, anche se non sempre ce ne rendiamo conto, siamo diventati simulacri pubblicitari, che perpetuano la volontà di potenza del mercato. Ma c'è di peggio: purtroppo è praticamente impossibile mettere in circolazione e tanto meno radicare domande di senso, modalità di stare al mondo alternative agli imperativi pubblicitari. Tali proposte vengono immediatamente rottamate nella comunicazione unica, omologante della pubblicità, e perciò spariscono ancora prima di essere formulate compiutamente e sperimentate. Ormai molti di noi, come uomini sandwich, portano in giro, in bella evidenza, tutte le marche dei propri indumenti; ma questo purtroppo vale anche per il corpo. Il nostro corpo viene sempre più integrato nella dialettica produzione-consumo, rischiando di diventare – da originaria apertura sul mondo, quale è – mero segno che rinvia ad altro, ovvero alle merci che sul corpo esercitano la loro azione, fino a determinarne il senso ultimo.

Ciascuno di noi, quindi, con tutto il proprio corpo, non è visto e valutato per quel che è, ma per i prodotti che pubblicizza, o che non pubblicizza – come nel caso di chi riesce a sottrarsi in qualche misura alla pressione del mercato, oppure di chi magari vorrebbe acquistare determinati prodotti ma non può permetterseli. Il corpo rischia di non essere più tale perché è il mio, il tuo, il suo, ma in quanto la sua identità viene ricostruita a partire dal prodotto che pubblicizza. L'accettazione sociale del corpo, in questo contesto, finisce per dipendere strutturalmente dal tipo di prodotto che incarna o dall'abilità con cui viene manipolato, rimodellato, uniformato al canone estetico – ed economico! – imperante. Assistiamo, ormai, al trionfo del corpo digitalizzato, spettacolarizzato, bisturizzato, al di là della necessità.

È straordinaria la forza con cui a tutti noi riesce ad imporsi la pubblicità. Facendo leva sulla persuasione e sulla passività dei soggetti – non sul vero sapere, criticamente rimeditato e rimodulato entro i propri orizzonti di senso – mette in scena una strategia simbolica, le cui parole incantatrici sono l'unicità miracolistica del prodotto e il suo uso immediato, gratificante, senza bisogno di supplementi di fatica da parte del fruitore. Alla fine quello che conta non è il mio corpo vissuto, ma la sua descrizione. La comunicazione pubblicitaria infatti non riproduce fatti, gesti, emozioni carnali, bensì virtuali: ciò che viene descritto impera così su ciò che è, accade, si fa vita in carne ed ossa.

Naturalmente entrano in gioco anche i sentimenti. La pubblicità compie una raffinata, strategica operazione di scavo interiore, cingendo d'assedio la regione più vulnerabile della nostra anima, quella dove si origina e si sostanzia l'inquietudine. Fa leva su quel radicato sentimento di vuoto che da sempre abita l'uomo, ma che si è vieppiù acuito nella modernità, quel sentimento che ci spinge a ricercare senza posa nuove esperienze, a vagare confusamente da una temporanea soddisfazione ad un'altra, da un prodotto ben impacchettato ad un altro. E questo tanto più nella complessità in cui siamo immersi, dalla quale si origina un tragico disorientamento conoscitivo ed esistenziale.

Percorsi virtuosi

4

4.1
L'ossessione del dimagrire

Quando poi queste raffinate strategie mistificatorie vengono applicate direttamente a ciò che ci sta più a cuore, cioè a noi stessi, al nostro stesso corpo, è facilissimo trarci in inganno. Purtroppo la gente si è sempre lasciata incantare dall'illusione di trovare i prodotti miracolosi, in grado di correggere "ogni difetto, ogni vizio di natura" come canta il dottor Dulcamara nell'*Elisir d'amore* di Donizetti. Gli esempi storici non mancano. Risalendo indietro negli anni, troviamo che già nel 1893, quando in Italia l'industrializzazione stava decollando, venivano proposte, per dimagrire, alte dosi di estratti di tiroide, che a poco a poco determinavano l'insorgere di gravi disturbi della tiroide. Il peggio è che questa pratica pericolosissima non è stata subito bloccata, quando ci si è accorti di quale grave rischio comportasse. Al contrario, ci sono medici senza scrupoli che propongono non più gli estratti della tiroide ma l'ormone tiroideo non, correttamente, per curare una situazione di ipotiroidismo, bensì per favorire il dimagramento. Con il risultato del deperimento: la persona perde peso ma non perché abbia ridotto i depositi di grasso in eccesso, al contrario perché si è ridotta la massa magra, in primo luogo i muscoli. Per non parlare delle conseguenze negative sulla tiroide.

D'altra parte ancora oggi c'è chi somministra anfetamine a persone che chiedono di dimagrire. La diet industry, fin dal 1930, aveva lanciato con una poderosa campagna pubblicitaria l'uso delle anfetamine per dimagrire; benché già allora se ne conoscessero i pericolosi effetti collaterali sul cuore e sul cervello, oltre al rischio di una dipendenza da queste vere e proprie droghe. Negli anni '90 finalmente sono state proibite, su sollecitazione del mondo scientifico, che è stato in grado di documentare centinaia di morti dovute all'uso di questi prodotti. Eppure persino il Gabibbo di Striscia la Notizia, qualche tempo fa, ha colto in flagrante un medico che prescriveva una pillola dimagrante, proposta come omeopatica, naturale, fra i cui componenti ci sono derivati anfetaminici. Ma c'è di peggio: ormai l'ossessione di dimagrire induce,

4

soprattutto le ragazzine, a fare un uso improprio e pericolosissimo di farmaci destinati ad altri scopi, contenenti sostanze della famiglia delle anfetamine.

Un esempio: di recente si è presentata nell'ambulatorio di un dietologo una ragazza di diciannove anni, che ha chiesto al medico come dimagrire. In realtà era lievemente sottopeso e per di più aveva un atteggiamento ipercinetico, non riusciva proprio a stare ferma, e aveva la pressione troppo alta per la sua età. Il dietologo le ha chiesto se avesse mai assunto qualche farmaco che potesse averle alzato la pressione; dapprima ha negato ostinatamente, poi però a un certo punto gli ha chiesto: "Fa male bere le gocce per il naso?" La risposta è stata: "Anzitutto fa schifo, perché a questi prodotti decongestionanti, che contengono anfetaminici, vengono aggiunti correttori del sapore irritanti, proprio per evitare che qualcuno le beva". Poi naturalmente il medico le ha spiegato quanto siano nocive; alla fine ha scoperto che ne beveva addirittura un flacone al giorno, per eliminare lo stimolo della fame. E ha saputo anche che aveva avuto questo suggerimento da una compagna di scuola.

Questo episodio dimostra che la ricerca esasperata della linea mette in moto un tam tam pericoloso quanto la droga; particolarmente pericoloso per gli adolescenti, perché gli organismi più giovani sono senz'altro i più sensibili. E il peggio è che, mentre con leggi adeguate si può contrastare la diffusione delle droghe più conosciute e temute, contro l'uso improprio di medicinali acquistabili senza prescrizione medica non c'è intervento legislativo possibile. È necessario invece un riorientamento gestaltico, un ribaltamento strutturale delle modalità con cui oggi stiamo al mondo. In altri termini, il problema è culturale, o meglio ancora spirituale – come dice un grande filosofo rumeno, Noica – ovvero investe l'intero dell'uomo. Perciò è necessario introdurre un nuovo paradigma di vita, che faccia leva soprattutto sul limite, o "giusta misura".

4.2
Alla riscoperta del limite

Per sottrarci alla pressione della cultura dominante – a sua volta dominata dal mercato – che ci spinge all'ossessiva ricerca del corpo perfetto, dobbiamo prima di tutto fermarci a riflettere su chi siamo e che cosa vogliamo; e in particolare su che cosa possiamo permetterci. La prima cosa da fare è riconoscere che siamo animali malati, non ancora stabilizzati – per dirla con Nietzsche – ovvero dobbiamo riconoscere la nostra fragilità, il fatto che siamo abitatori di terre di frontiera, sospesi fra vita e morte, ombra e luce, inscritti nello spazio-tempo della contingenza. Insomma, ci dobbiamo rendere conto che "non tutti i pensabili sono possibili" – per usare un'espressione di un libro molto fortunato edito da Feltrinelli, *L'epoca delle passioni tristi* di Benasayag e Schmit. Non dobbiamo mai dimenticare che la felicità non abita stabilmente le cose ma le sfiora, e in fondo si riduce a un batter di palpebre. Altrimenti sarebbe beatitudine.

Prendiamo le mosse da un'affermazione immediatamente evidente a tutti: non è detto che sia buona cosa fare tutto ciò che siamo in grado di fare. Di fronte agli straordinari progressi della scienza medica ed agli enormi vantaggi che questi recano all'umanità, si pone qui una questione molto complessa. La formazione dei medici infatti è ancora ispirata al principio ippocratico secondo il quale la possibilità di intervenire per far guarire il paziente non aveva praticamente limite. Ma gli sviluppi della tecnica ci danno oggi la possibilità di prolungare le cure, e quindi anche la vita del paziente più grave, ben al di là della possibilità di una reale guarigione. Questo pone rilevanti problemi etici, che stiamo appena cominciando a porci. È una questione drammatica, che meriterebbe una trattazione approfondita. In questo campo, comunque, i medici sanno con certezza quali interventi sono efficaci; si tratta dunque di problemi che riguardano esclusivamente l'etica. La discussione verte su quali scelte operare nelle varie situazioni, sulla solida base, però, di evidenze scientifiche universalmente condivise.

Al contrario, per quanto riguarda gli interventi, sempre più richiesti, volti a modificare l'aspetto fisico delle persone, in molti casi non è nemmeno certa l'efficacia. Perciò la fa da padrone il gioco della domanda e dell'offerta: abbiamo già accennato a tanti interventi inutili o dannosi, dalla liposuzione ai farmaci per dimagrire. In questo campo dunque porsi dei limiti è un dovere; non c'è discussione: è fuor di dubbio che non dobbiamo fare tutto ciò che siamo in grado di fare.

Sul versante opposto, ci sono i limiti impostici dalla nostra stessa condizione di esseri viventi. Nell'epoca del trionfo della tecnica, non dobbiamo dimenticare che non siamo onnipotenti, che non potremo comunque sfuggire, prima o poi, all'invecchiamento e alla morte. Oltretutto, oltrepassare il limite risponde sì a una nobilissima esigenza di conoscenza, ma significa anche affrontare l'ignoto che, come tale, non è rassicurante, perché privo per definizione di criteri stabili. Basta pensare al rapporto che l'uomo ha con le merci: da un lato, non è mai soddisfatto e vorrebbe sempre acquistare l'ultimo prodotto, ma dall'altro lato, è angosciato dal fatto di dover per questo abbandonare oggetti e abitudini rassicuranti. A proposito dell'insaziabilità del desiderio, Platone, nel *Gorgia*, parla di "orcio bucato" o "anima bucata": l'intemperante non colma mai il suo vaso dei desideri.

Dovremmo dunque imparare ad accettare la realtà, rassegnarci ad invecchiare, nonostante le mirabolanti promesse dell'industria farmaceutica e della chirurgia antietà. Ma è difficilissimo resistere alle lusinghe che ci traggono in inganno in mille modi, promettendoci un rapido miglioramento dell'immagine, che di fatto non ci sarà mai. Per di più i venditori di questi prodotti ci condizionano, proponendoci degli obiettivi quantitativi, che, alla fine, non hanno più nemmeno un rapporto reale con il benessere, o con la bellezza. Su molti giornali vediamo, per esempio, la pubblicità delle tute dimagranti. È vero che, dopo due ore di cyclette, con un indumento che ci fa sudare, il nostro peso diminuirà: ma sappiamo che questo non è dimagramento, cioè perdita di massa grassa. È invece qualcosa di pericoloso: disidratazione. Eppure moltissime persone pedalano per ore, magari anche sottoponendosi alla tortura di non bere; soltanto per avere la soddisfazione, illusoria, di vedere l'ago della bilancia scendere. Poi per fortuna vince lo stimolo naturale della sete, i liquidi vengono reintegrati, e l'equilibrio ritorna, insieme con quel po' di peso che si era perso temporaneamente.

In una società in cui mille persuasori più o meno occulti ci inducono, in mille modi, a pretendere di essere quel che non siamo (bellissimi, magrissimi, perennemente giovani...), potremo liberarci dalle ossessioni e dunque vivere davvero meglio soltanto se impareremo a riconoscere i nostri limiti, a non pretendere troppo. In questa società del-

4

l'eccesso, della vertigine, della frenesia, del "turboconsumismo" occorre riguadagnare la virtù della temperanza. La temperanza, vista come controllo razionale, non va confusa con la moderazione, termine fin troppo generico, ma neppure con l'ambiguità sottesa alla prudenza o con il meschino calcolo razionale di ciò che conviene o non conviene all'uomo desiderante. Va bensì intesa come cura dell'anima, formazione interiore, insomma come ragionevolezza finalizzata a mantenerci *sani* nel senso più ampio del termine.

4.3
La fortezza, una virtù da coltivare giorno per giorno

In realtà il termine esatto per definire l'atteggiamento che ci consente di resistere alla confusione in cui viviamo e agli allettamenti del mercato è *fortezza*. Il catechismo della Chiesa Cattolica la indica come una delle virtù cardinali, che non consiste semplicemente nel coraggio, nell'intraprendenza, nella potenza, ma anche nel riconoscimento dei nostri limiti. Come dice Tommaso d'Aquino, la fortezza consiste nell'"operare fermamente", nel rimuovere ostacoli e nel coraggio con cui vengono affrontate le difficoltà della vita; è, insomma, un misto di potenza, di espansione del proprio io e di pazienza, di capacità di sopportazione. Nella quotidianità la fortezza si concretizza nel coraggio con cui affrontare le difficoltà. Occorre allenare giorno per giorno la nostra capacità di sopportazione nei confronti degli ineludibili ostacoli che la vita, quella in "carne ed ossa", ci impone, in quanto esseri strutturalmente limitati. Questo sentimento di coraggio e sopportazione si è oggi sbriciolato, è diventato quasi evanescente: il minimo contrattempo, il dolore fisico più lieve sono ingigantiti al punto tale da apparire vere e proprie lacerazioni o menomazioni esistenziali. Anche il medico, nella sua esperienza quotidiana, riscontra quanto sia diffusa questa incapacità di sopportare il dolore, o comunque una limitazione fisica. Tale incapacità è certamente legata al contesto culturale. Non a caso sono rimasti forse soltanto i bambini, che non hanno ancora completamente interiorizzato i modelli di comportamento prevalenti, a resistere anche a stimoli fortissimi, come per esempio la sete: spesso un bambino che sta giocando non si ricorda neanche di andare a bere. Dall'altra parte c'è l'estremo opposto: per esempio la fortezza patologica dell'anoressica che, sfidando se stessa e gli altri, resiste a una fame costante e tormentosa: non ammette di aver fame e si lascia morire di fame, come le eroine antiche.

Quanto la capacità di sopportare difficoltà e sofferenza sia legata al contesto culturale è stato scritto con straordinaria efficacia da Konrad Lorenz:

> Con lo sviluppo della tecnologia moderna, e soprattutto della farmacologia, si cerca ora di favorire, più di quanto non si sia mai fatto in passato, la tendenza di tutti gli uomini a evitare la sofferenza. Il comfort moderno è diventato per noi così naturale che non ci rendiamo più conto di quanto ne siamo dipendenti. La più semplice delle domestiche si rivolterebbe indignata se le venisse offerta una camera col riscaldamento, l'illuminazione, il letto e il lavabo che sembravano perfettamente soddisfacenti a Goethe o persino

alla duchessa Anna Amalia di Weimar.
(Lorenz, *Gli otto peccati capitali della nostra civiltà*, 1996)

Questo dato incontestabile contrasta radicalmente con un altro: la crescente diffusione dell'anoressia, un atteggiamento autopunitivo che si colloca esattamente all'estremo opposto. Ma questo paradosso si spiega benissimo. Una delle chiavi di lettura dell'incremento di questa patologia individua, fra le cause primarie, precisamente l'estrema difficoltà dei genitori e di tutta la famiglia a resistere alle manifestazioni anche minime di sofferenza o di disappunto del bambino, di fronte alle difficoltà. Per questo i genitori si impegnano addirittura a prevenire qualunque minima manifestazione di un disagio o di un bisogno. Gli psicologi sostengono che questo comportamento, oggi molto diffuso, può contribuire a scatenare l'anoressia. Quando, nell'adolescenza, la figlia ha l'esigenza di mostrare i confini ben definiti della propria personalità, queste continue intrusioni dei genitori, da loro messe in atto "a fin di bene", diventano insopportabili e la ribellione si esprime nel modo più devastante: il digiuno volontario che determina il deperimento. È l'arma più terribile contro i genitori e tutto l'ambiente circostante.

La diffusione dell'anoressia è dunque dovuta anche al fatto che non ci preoccupiamo più di insegnare ai bambini la virtù della fortezza. Ma non solo: l'anoressia è un fenomeno tragicamente moderno, che affonda le sue radici nella cultura di una società che ha del corpo una cura ossessiva e schizofrenica. Abbiamo già sottolineato il paradosso della celebrazione della perfetta forma fisica da un lato e, dall'altro lato, dell'offerta quasi coercitiva di ogni piacere, compreso il cibo spazzatura.

4.4
Educazione e coerenza

Possiamo perciò dire che molti problemi drammatici, relativi soprattutto all'alimentazione ma non solo, nascono da gravi carenze nell'educazione che le generazioni precedenti hanno saputo dare all'ultima. Coloro che hanno avuto il compito di educare dovrebbero mettersi di fronte al loro tribunale interiore, per autogiudicarsi su quanta educazione hanno saputo davvero trasmettere. Io credo che il verdetto sarebbe impietoso, cioè di condanna. Chi non sa educare i propri figli a rendere migliore la realtà che ha lasciato loro in eredità compie un autentico crimine esistenziale. Oggi, più che mai, è l'uomo stesso il responsabile dei propri mali; come recitano gli stupendi *Versi aurei* pitagorici: "E apprenderai che gli uomini soffrono per mali che essi stessi si procurano; infelici, essi che, avendo vicini i beni, non li vedono e non li odono..."

Questa denuncia dell'incapacità di godere di ciò che tutti abbiamo a disposizione è quanto mai attuale. Molti di noi hanno perso il gusto delle cose semplici, quindi non sanno più insegnare ai loro bambini a godere dei piccoli piaceri quotidiani, che non costano niente. Dovremmo cercare di insegnare ai bambini anzitutto la semplicità, che non va confusa con la semplificazione, né con la banalizzazione, ma che è il succo stesso della vita. L'esistenza è fatta solo eccezionalmente da grandi picchi eroici, da

4

grandi imprese, dal conseguimento dei più alti desideri, la sua natura più intima è invece costituita da piccoli gesti quotidiani, dai legami affettivi, dalla capacità di assaporare i piaceri naturali.

È questo, in sintesi, il messaggio che ci ha lasciato gran parte della filosofia classica. Già Aristosseno ci riferisce queste superbe indicazioni pedagogiche della scuola pitagorica: "fin dalla prima età si deve badare che i fanciulli aspirino a cose buone e rifuggano dai desideri vani e superflui, e così [...] disprezzino quelle cose che lo meritano e coloro che in tali desideri sono invischiati. Specialmente, poi, [...] di tutti i desideri, quelli vani, dannosi, superflui e sfrenati sorgono in coloro che vivono nelle ricchezze; nulla, infatti, è tanto fuori del comune, a cui non si senta attratto l'animo di fanciulli, uomini e donne di ricca condizione" (*Sentenze pitagoriche e Vita pitagorica*, 2006). Esattamente il contrario di ciò che i nostri bambini imparano quotidianamente dalla tv e dagli scaffali del supermarket, dove trovano a portata di mano tutto ciò che la pubblicità suggerisce loro di desiderare.

Il nostro compito, certamente arduo, è dunque insegnare ai nostri figli che gran parte di ciò che viene loro presentato come desiderabile è inutile, se non dannoso; senza mai dimenticare che i discorsi più sensati, argomentati, apparentemente convincenti, non servono a nulla, se non sono accompagnati da un comportamento coerente, da parte di chi parla così bene. Siamo noi adulti, per primi, che dobbiamo cambiare. Siccome la crisi che stiamo vivendo è culturale e spirituale, occorre cambiare tutto l'uomo, a partire dalla nostra "cittadella interiore" poiché, come ricorda Platone, la dimensione pubblica è sempre una gigantografia della nostra anima. Sappiamo tutti che i bambini non imparano a fare quel che diciamo, ma soltanto ad imitare quel che facciamo. Per capovolgere la scala dei valori oggi imperante, è dunque fondamentale l'esempio, la coerenza fra parola e azione.

Perciò dobbiamo iniziare a praticare personalmente la rinuncia alle comodità, quando non siano indispensabili. Soltanto così riusciremo ad insegnare ai bambini ad apprezzare questo comportamento, che recherà un grande vantaggio anche alla loro salute, perché proprio la vita troppo comoda è uno dei fattori che concorrono alla diffusione dell'obesità, anche fra i bambini. Tutte le ricerche più recenti ci dimostrano che la sedentarietà è il primo dei fattori che determinano l'obesità, soprattutto infantile. Questo può sembrare in contrasto con quanto dicono ai dietologi i genitori dei bambini soprappeso: quasi tutti affermano che il loro figlio pratica qualche sport. Ma non si può pensare di risolvere il problema portando il bambino in palestra, o a giocare a calcio, piuttosto che a pallavolo o a basket, per qualche ora la settimana. Infatti la pratica di uno sport non è sufficiente per evitare che i bambini ingrassino troppo, anche se certamente è utile, non solo sul piano fisico ma anche su quello educativo.

La questione però è un'altra: il nostro corpo, specialmente durante l'infanzia, deve essere tenuto in movimento durante gran parte della giornata, non soltanto in alcune ore settimanali. Ma oggi, purtroppo, la vecchia abitudine a giocare nei cortili o nei giardini, se non per le strade, a girare in bicicletta, non è più praticabile. Da noi non ci sono, come negli altri paesi europei, campi di calcio o di basket aperti a tutti, o piste ciclabili sicure.

Può servire come esempio la situazione di Como, che non è certo una metropoli, anzi ha le dimensioni medie che caratterizzano le città più vivibili e gode di una felice collocazione, sulla riva di un lago e fra colline e montagne ricche di sentieri praticabili da tutti. Eppure anche a Como ai bambini è proibito giocare nella maggior parte dei cortili, dove ci sono; perché i regolamenti condominiali si preoccupano anzitutto di tutelare la quiete e soprattutto le automobili: guai se fossero colpite da una pallonata! Non ci sono piste ciclabili, perciò i bambini non hanno uno spazio sicuro dove andare in bicicletta; non possono nuotare nel lago, perché la balneazione è proibita a causa dell'inquinamento; non possono organizzarsi con gli amici per fare una partitella ai giardini pubblici, dove danneggerebbe le aiuole; non possono raggiungere, in gruppi di coetanei – come si usava una volta – i sentieri dei monti vicini, perché dovrebbero prima traversare strade trafficatissime.

In realtà quel poco sport che ai bambini è concesso praticare, in tempi e spazi stabiliti, forse potrebbe anche bastare, se ormai tutti, compresi i più piccoli, non avessimo adottato uno stile di vita sedentario. Si badi bene! Non è sedentario l'impiegato che sta seduto otto ore in ufficio, o il bambino che a scuola è quasi sempre costretto nel banco. Non è questo il punto: queste non sono scelte, sono obblighi ai quali non è possibile sottrarsi. Uno stile di vita sedentario invece nasce da scelte, più o meno consapevoli, che si compiono molte volte ogni giorno: usare l'ascensore, anziché scendere e salire le scale; servirsi dell'automobile anche per i tragitti brevi; passare tutte le serate davanti al televisore; divertirsi coi videogiochi. In realtà, anche se non ce ne accorgiamo, si tratta sempre di scelte. Basta riflettere su una scena usuale nelle stazioni del metro: la maggior parte delle persone preferisce fare la coda, e quindi perdere tempo, per servirsi della scala mobile, mentre potrebbe salire per le scale, che sono libere.

Per evitare la sedentarietà, con tutti i rischi che comporta, basterebbe impegnarsi a cambiare alcuni nostri comportamenti, fare delle scelte semplici. Basterebbe decidere di camminare a piedi almeno mezz'ora al giorno; per i bambini, e anche per i genitori, sarebbe utilissimo ripristinare la vecchia abitudine di far collaborare un po' i nostri figli a sbrigare le piccole faccende domestiche. Sono tutte cose fattibili; l'importante è il primo passo: acquisire consapevolezza di questi problemi. Dopo di che è necessaria, da parte degli adulti, l'autovalutazione dei comportamenti quotidiani, per poter sviluppare un autocontrollo. Dobbiamo renderci conto che non possiamo lasciare i bambini a giocare davanti alla play station, anche se questo per noi è comodo. È troppo facile dire: non ho tempo. È vero che abbiamo molte cose da fare, ma dobbiamo trovare il tempo da dedicare ai bambini, per esempio, per uscire a camminare con loro. Il che, fra l'altro, giova anche alla nostra salute.

4.5
Ulteriori considerazioni sulla coerenza tra parola e azione

Misura i tuoi progressi, non in relazione a ciò che dici o scrivi, ma alla fermezza del tuo animo nel dominare le passioni. I fatti debbono provare la bontà delle parole. Ben altro si propongono coloro che declamano per ottenere l'applauso degli uditori, e, passando da un argomento all'altro, cercano di attrarre l'attenzione dei giovani e degli oziosi. La filosofia insegna ad agire, non a parlare; ed esige che si viva secondo le sue norme, così

4

che le parole non siano in contraddizione con la vita, né questa con se stessa, e ci sia piena coerenza in tutto il nostro operare. Il segno che distingue la saggezza e il suo principale compito è quello di mettere d'accordo i fatti con le parole, in modo che l'uomo in ogni momento sia uguale e coerente a se stesso [...]. Pertanto esamina bene te stesso: vedi se il tuo modo di vestire contrasta con la tua abitazione; se, generoso con te, ti mostri gretto con i tuoi; se sei frugale nei cibi, ma hai lussuosi palazzi. Stabilisci una norma valida per sempre e adegua ad essa tutta la tua vita. Alcuni in casa vivono modestamente ma fuori ostentano un lusso sfarzoso: questa diversità è un difetto, un indizio di un animo vacillante, che non ha ancora trovato la sua via. Ti dirò anche da che deriva quest'incoerenza e questo contrasto di azioni e di propositi: nessuno mette innanzi a sé una meta precisa; e se anche lo fa, non è costante, ma cambia strada; e non soltanto la cambia, ma torna indietro e rivolge i suoi passi a ciò che aveva abbandonato e condannato.

Questo corposo passo di Seneca (*Lettere a Lucilio, 20,* 1983) si impone come una luminosa testimonianza di cosa significhi agire coerentemente con le proprie intenzioni, le proprie norme, la propria *filosofia.*

"I fatti debbono provare la bontà delle parole", questo dovrebbe essere il metro di ogni nostra azione o perlomeno, vista la nostra naturale limitatezza, la meta ideale cui aspirare con tutte le nostre risorse interiori.

La vita, quella *in carne ed ossa,* raramente è intessuta di grandi e complessi ideali, bensì di piccoli gesti che lambiscono, sfiorano le cose senza afferrarle con violenza, di parole timide e appena accennate, di codici esistenziali e morali molto semplici, ma fondamentali per realizzare concretamente la *vita buona* e, quindi, preparare il terreno ai grandi principi, alle *idee massime.*

Non sempre è necessario raggiungere la vetta, l'importante è non interrompere mai la scalata!

La vita, in fondo, come ci ricorda Christian Bobin, si esprime essenzialmente nelle piccole, fragili cose quotidiane:

Io parlo in nome di queste cose piccolissime. Provo ad ascoltare. Non sogno un mondo pacificato. Un mondo simile sarebbe morto [...]. Non cerco la pace, ma la gioia, e credo che per trovarla convenga cercare ovunque, senza mediocrità, e preferibilmente nell'ambito della vita ordinaria, minuscola.
(Bobin, *Autoritratto,* 1999)

Tuttavia, la semplicità e il valore attribuito alle piccole cose non devono sconfinare nella banalizzazione, nella mediocrità dei nostri vissuti, nel grigiore esistenziale dei rapporti intersoggettivi e, soprattutto, non devono essere caratterizzati da incoerenza tra intenzione o parole e realizzazione o fatti.

La coerenza implica coraggio e pazienza, termine, quest'ultimo, desueto nella nostra epoca tutta frenesia e velocità, e soprattutto un forte, sano realismo, inteso come capacità di calare nel quotidiano le nostre scelte e i nostri valori, senza eroismi o impossibili ideali.

Ma ecco, su questo punto, le decisive parole di Nicola Abbagnano:

Svegliarsi alla vita significa rendersi conto sia del bene sia del male che c'è nel mondo e scegliere ed operare di conseguenza. Raramente la vita presenta le crisi culminanti che esigono eroismo e sacrificio. E quando le presenta, trova spesso disposti ad affrontarle uomini che non se ne erano mai proposto l'ideale. Nell'andamento quotidiano della vita, ognuno può trovare nella sua coscienza, sorretta dalla religione e dalla morale, la guida sicura per affrontare le difficoltà e le perdite materiali e spirituali che sopravvengono, per adempiere con responsabilità e scrupolo i compiti che lo attendono. Chi ha fatto e fa del suo meglio in questo senso, non ha bisogno di rifugiarsi nel sogno di ideali impossibili.
(Abbagnano, *La saggezza della vita*, 1994)

La scelta, in quest'ottica, viene declinata come impegno, conquista, capacità di trascendere il mero fatto, l'accadimento quotidiano, reinterpretandolo alla luce di quella rete di possibilità con cui annunciamo al mondo i nostri progetti, la finitudine da cui sono contrassegnati, la loro coerenza interna, la loro intenzionalità e, soprattutto, la loro capacità di coesistere con i progetti, con le scelte dell'altro.

Credo che l'*esistenzialismo positivo* di Abbagnano possa costituire un buon argine al mormorio diffuso, al conformismo del sentire, al calcolo opportunistico delle emozioni e degli affetti, all'omologante felicità tecnologica e, in particolare, all'indifferentismo morale che vieppiù si insinua nei nostri vissuti e nelle nostre relazioni.

In questo senso, risulta di utile lettura il saggio di Adriano Zamperini, *L'indifferenza. Conformismo del sentire e dissenso emozionale* (2007), nel quale l'Autore sottolinea a più riprese il ruolo della dissidenza emozionale come autentica trasgressione agli imperanti codici dell'indifferenza che riducono gli *individui* a *ruoli*.

Coloro che praticano la dissidenza emozionale, secondo Zamperini, non sono "i rivoluzionari della solidarietà pronti ad accorrere in ogni angolo del pianeta per salvare l'umanità sofferente", bensì coloro che, come recita la lezione di Abbagnano, senza eroismi, ma con coerenza tra intenzione/parola e azione, non vivono le emozioni, i sentimenti come meri fattori psicologici interni, ma come risposte personali concrete alle esperienze dell'altro con cui entriamo in relazione nella nuda *carnalità* del vivere.

4.6
Strategie contro il consumismo

Indicazioni altrettanto concrete, quasi banali, possono essere utili per cominciare ad affrontare l'altro aspetto della nostra vita associata che determina gran parte degli atteggiamenti e comportamenti che ci allontanano dai piaceri semplici: il consumismo dilagante. La nostra vita sarebbe più serena, se tanti di noi non si sentissero quasi obbligati a cercare sempre di procurarsi quel che sembra indispensabile per essere adeguatamente apprezzati.

Il primo e più ovvio esempio è la richiesta, da parte dei ragazzi, di capi d'abbigliamento firmati, vissuti da gran parte degli adolescenti come indispensabili per non sen-

4

tirsi inferiori ai coetanei. Basterebbe già, per cominciare, limitarsi all'acquisto di un solo capo di marca, il minimo indispensabile perché un ragazzino non si senta escluso dagli altri. Nel contempo è importante insegnargli a non avere etichette nella mente, il che non significa non avere gli indispensabili modelli di riferimento.

È proprio questo il punto: non avere etichette nella mente. Ci soccorre Kant, che dice una cosa bellissima: "Abbi il coraggio di servirti del tuo intelletto"! Infatti, se c'è un maestro che pensa per te, un libro che pensa per te, una società che pensa per te, rimarrai minorenne per tutta la vita, condannato a vivere in un girello per bambini. Questo, in sintesi, dice Kant. Insomma, per eliminare le etichette dal cervello, bisogna avere il coraggio di introdurre dei guasti nel sistema, delle controfinalità. Bisogna arrischiarsi a creare, sperimentandolo prima su di sé e poi condividendolo con gli altri, un mondo alternativo a quello massificante che ci viene imposto; ma sempre con senso critico, cioè andando a vedere di persona come stanno le cose. In fondo il vero sapere si identifica con il vedere. Il guaio è che ormai vedere chiaramente è diventato difficilissimo. C'è una grande confusione, creata volutamente nel consumatore da parte di chi produce e vende e della relativa pubblicità.

Abbiamo già parlato, per esempio, di come l'industria alimentare sfrutti in modo distorto gli stimoli salutistici, alcune idee ben chiare sul nostro benessere. Vediamo tre casi esemplari. Il primo: gli spaghetti a base di farina di riso non contengono glutine e quindi sono utili soltanto per l'1% della popolazione, le persone che soffrono di malattia celiaca. Ma il mercato viene reso molto più vasto etichettandoli come pasta dietetica; e si vendono soprattutto perché nella mente delle persone, dietetico significa dimagrante, anche se in questo caso non è assolutamente vero. Il secondo: gli alimenti, come burro, o biscotti… venduti con l'etichetta "senza colesterolo". Molto spesso non contengono colesterolo, ma contengono più grassi saturi, che aumentano la produzione di colesterolo da parte del nostro corpo. Ultimo esempio, i dolci o i succhi di frutta "senza zucchero aggiunto". Per la legislazione italiana il termine zucchero indica soltanto il saccarosio, quello ricavato dalla canna o dalla barbabietola. Molto spesso però in questi prodotti c'è una notevole quantità di altri zuccheri, come fruttosio o sorbitolo, che hanno lo stesso contenuto calorico del saccarosio. In questi casi, per difenderci, dobbiamo imparare, ed insegnare ai ragazzi, a leggere le etichette; ma ancor prima e soprattutto a diffidare dei prodotti che fanno facili promesse.

Al di là dei singoli casi, comunque, c'è una parola d'ordine da trasmettere alle nuove generazioni: celebrare la sobrietà, come un autentico valore alternativo all'edonismo. Poiché la crisi della società occidentale è culturale e spirituale, bisogna tornare alle fonti della nostra cultura, cioè, ancora una volta ai greci: Platone, nel *Carmide*, dice che l'anima si cura "con certi incantesimi". Leggiamo poche righe del testo platonico: "Infatti, tutti i mali e i beni per il corpo e per l'uomo nella sua interezza […] nascono dall'anima, come per gli occhi derivano dalla testa e ad essa innanzitutto e soprattutto bisogna rivolgere la cura, se si desidera ottenere la salute, sia per la testa che per il resto del corpo. E l'anima, caro, si cura con certi incantesimi". Questi incantesimi non sono altro che la filosofia, capace di educare alla temperanza, al né troppo né troppo poco, insomma alla giusta misura, come equilibrio psicofisico, spirituale. Per concludere, dobbiamo educare i giovani alla sobrietà, che non è solo uno stile di vita ma un'altissima forma del pensare: diffidare sempre di chi afferma che tutto è bene o che tutto è male. Gli esempi di educazione alla sobrietà non mancano. Si potrebbero citare i tre figli, tutti studenti universitari, di una coppia di insegnanti medi che possono contare soltanto sui propri modesti stipendi. Questi ragazzi sono cresciuti facendosi un vanto, fra i loro compagni del liceo, della propria "diversità"; dall'abitudine ad andare dovunque in bicicletta, a quella di lavorare per pagarsi le vacanze. Per questo si sentono particolarmente *in*. Forse potrebbe imporsi una nuova moda, fra tanti giovani che alla sobrietà sono quasi obbligati dalla precarietà dei loro rapporti di lavoro, aggravata dalla crisi economica globale.

Per andare in questa direzione, si può partire da cose molto semplici: per esempio, non è necessario, né per noi né per i nostri ragazzi, cambiare il cellulare ad ogni grido del mercato. Soprattutto occorre interiorizzare questo modo alternativo di stare al mondo, ed è giusto farsene un vanto. Naturalmente non va vissuto come anticonformismo narcisistico, ma come stile di vita da comunicare agli altri. Con la ferma speranza che, dalla microcondivisione, familiare o fra poche famiglie, si possa passare a una macrocondivisione.

Perché si compia questo passaggio sarebbe necessario l'appoggio dei mezzi di comunicazione di massa; ma oggi purtroppo su questo non possiamo certo contare. Tuttavia non dobbiamo nasconderci dietro le solite critiche ai mezzi di comunicazione, al consumismo dominante, all'omologazione dei linguaggi e dei vissuti. Ognuno di noi deve agire. Infatti, se mi limito ad essere una lucida coscienza critica dell'esistente, ma poi mi arresto alla pura teoria e, passivamente, mi lascio vivere, con un atteggiamento quasi fatalistico, siamo punto e a capo. Per azione intendo la capacità di incidere sui nostri comportamenti quotidiani, modificandoli in direzione della temperanza e della sobrietà; e sforzandoci di trascinare nel nostro piccolo mondo alternativo, con la perseveranza dell'esempio, almeno i nostri figli. Non dimentichiamoci che la cultura, gli stili di vita, si trasmettono.

4.7
Sul senso dell'educazione

> L'educazione alimenta la preziosa facoltà di desiderare, ci aiuta a sperare, ad andare avanti, a perseverare nella ricerca della nostra sorte al passato e per il tempo, tanto o poco, che ci resta da vivere. Chi, del resto, può affermare di non essere mai stato educato?

Quello che abbiamo appena letto è un breve stralcio dell'ultimo saggio del filosofo Duccio Demetrio: *L'educazione non è finita. Idee per difenderla*, 2009.

L'Autore, in poco più di 150 pagine, si interroga sul destino dell'educazione, rimarcando, con una serie di argomentazioni stringenti e uno stile accattivante, la sua ineliminabile presenza, invisibile e concreta, in tutto ciò che è umano.

Il problema, semmai, è quello di ridiscutere il senso profondo dell'educazione, farne riemergere il timbro genuino, le radici di senso, senza annegarla nelle acque immote e indifferenti della retorica più abusata o svilirla nel vuoto etico ed esistenzia-

4

le che sembra *incanaglire* sempre più l'uomo d'oggi.

Scopo ultimo di ogni forma di educazione dovrebbe essere quello di dare un orientamento, una legge alla propria vita, senza i quali è ineludibile la tirannia dell'altro, ovvero, come abbiamo già visto, l'eterodirezione.

Chi non incarna nei propri vissuti e nella dimensione comunitaria la propria energia, espressiva di una educazione ininterrotta, di una formazione di sé come *realtà totale*, finisce per dipendere dall'energia creatrice degli altri, subendone direttive di vita e di conoscenza. E non ci si riferisce solo alla tirannide come brutale asservimento, ma anche all'omologazione al dire dell'altro, vuoi per vigliaccheria, vuoi per opportunità a non impegnarsi mai in prima persona, permanendo, così, in un perenne stato di *minorità*. Come non ricordare il celeberrimo passo kantiano:

> Minorità è l'incapacità di valersi del proprio intelletto senza la guida di un altro. Imputabile a se stesso è questa minorità se la causa di esso non dipende da difetto di intelligenza, ma dalla mancanza di decisione e del coraggio di far uso del proprio intelletto senza essere guidati da un altro.
>
> (Kant, *Risposta alla domanda: che cos'è l'Illuminismo?*, 1965)

Educare ed essere educati significa, allora, vincere la pigrizia che sclerotizza le idee, l'accidia che le lascia precipitare prima che il loro tragitto sia compiuto, la paura che svuota ogni scelta della sua operatività.

Leggiamo Demetrio: "Educare è avere coraggio ed educare ad averne. Con la paura si inibiscono quelle indispensabili prove ed esplorazioni che rendono autonomi e responsabili, le soddisfazioni dell'essere riusciti a fare senza qualcuno che ci desse una mano".

Vediamo di trarre da queste brevi riflessioni qualche indicazione che possa fungere da stimolo, da possibile pista di ricerca:

- L'educazione nasce per difetto, ovvero da uno stato di *povertà di conoscenze* che ci porta a inaugurare ogni volta, sbigottiti di fronte all'enigmaticità del mondo, tutto il nostro umano nella sua ideale tensione al vero;
- l'educazione, come sottolinea con questa bella immagine Demetrio, consiste nel "varcare le brume del sopore e del languore", ovvero scavare sotto l'apparente, levigato sentiero di tutto ciò che crediamo consolidato, trovare e mostrare con coraggio i crepacci nascosti, privilegiare l'ombra rispetto alla luce, la solitudine della coscienza vigile rispetto al chiasso accomodante e lusinghiero di quanti, per pigrizia o viltà, congelano idee e visioni del mondo nel pensiero unico;
- l'educazione è "riconciliarsi con il male di vivere": lo scopo di tutta una vita dovrebbe essere quello di aprire le proprie dinamiche conoscitive al mondo, al fine di lenire, per quanto la nostra contingenza ci permetta, le ferite che la vita ci procura e che abitano crudelmente i nostri progetti e i nostri sogni;
- l'educazione, tuttavia, è anche riconoscere la luce del mondo, il suo continuo rinnovarsi, la sua capacità di produrre in noi copiose e feconde ideazioni.

In questo senso, a conclusione di quanto stiamo dicendo, vale la pena ricordare uno stralcio de *Il declino dell'uomo* di Konrad Lorenz:

Un uomo capace di vedere quanto è bello l'universo non potrà non assumere di fronte a esso un atteggiamento ottimistico. Comprendendo tutta la grandiosità, tutta la bellezza della creazione, egli saprà resistere all'indottrinamento e ai metodi di propaganda che oggi vanno per la maggiore. La verità del reale gli insegnerà "a non dire falsa testimonianza" al prossimo suo. Avendo educato e affinato la sua sensibilità per le grandi armonie, egli sarà in grado di distinguere ciò che è sano da ciò che è malato, e non dispererà delle grandi armonie della creazione organica, pur sentendo un profondo dolore per le tragiche sofferenze e la morte dei singoli esseri viventi.

(Lorenz, *Il declino dell'uomo*, 1984)

Contro il tempo dell'utilità

5

5.1
Di fronte ad una sfida epocale

In questo momento c'è un argomento molto forte a favore della scelta di uno stile di vita più sobrio, capace di ridare armonia al nostro vivere: se tutta l'umanità vivesse come noi, il pianeta non reggerebbe. Basta porsi la ben nota domanda, ormai passata in proverbio: Che cosa succederebbe se quasi tutte le famiglie cinesi, come quelle italiane, avessero l'automobile? La risposta è facile: prima di tutto ci sarebbe un'ecatombe di ciclisti, perché le strade non sono adeguate e chi è stato in Cina dice che gli automobilisti sono ancora più indisciplinati degli italiani. Scherzi a parte, l'aria diventerebbe irrespirabile e non ci sarebbero le risorse energetiche necessarie per far viaggiare le macchine. Il guaio è che le grandi industrie del mondo occidentale vedono la Cina come un immenso mercato e puntano a diffondere anche in quel paese bisogni e consumi analoghi ai nostri, realizzando così enormi profitti.

Dobbiamo dunque renderci conto che continuare ad esportare il nostro stile di vita è pericolosissimo. Per restare nel campo dell'alimentazione, immaginiamo per esempio che i cinesi adottino le abitudini alimentari occidentali. Si arriverebbe in breve tempo ad un incremento, anche in Cina, dell'obesità e della sindrome metabolica (ipertensione, ipercolesterolemia, diabete, dovuti all'eccesso di grasso addominale). Si creerebbe una popolazione di malati, in un paese dove adesso, per fortuna, queste patologie non sono diffuse. Del resto questa è la situazione che verifichiamo continuamente: quando vengono studiate comunità cinesi emigrate in paesi diversi, si vede che quelli emigrati, per esempio, negli Stati Uniti, nel giro di una generazione hanno un incremento enorme dell'obesità: dal 6% ad oltre il 50%.

Davanti a questi gravi rischi, che in parte si stanno già traducendo in realtà, anzitutto non dobbiamo essere passivi, non possiamo rassegnarci a lasciar andare avanti le cose come stanno andando. Né possiamo certo pensare a un'autorità civile o religiosa che ci imponga come vivere, cominciando da come alimentarci. Dobbiamo invece

5

puntare sulla caratteristica più positiva della cultura del mondo occidentale: la volontà e il diritto di autodeterminarci. La non rassegnazione a subire la realtà così com'è è proprio la caratteristica fondamentale della nostra civiltà europea. Già nel '400 Pico della Mirandola parlava dell'uomo come camaleonte, scriveva che l'uomo, a differenza di tutti gli altri esseri, ha una natura indeterminata e quindi può modellare la propria vita sulla base di scelte autonome, può addirittura decidere che cosa diventare, se angelo o bestia; fermo restando, naturalmente, lo scarto fra aspirazione e realtà.

Poiché è davvero questa la specificità della condizione umana, anche noi oggi siamo in grado di imparare a vivere in un altro modo, più sobrio, in definitiva più umano; purché decidiamo collettivamente di farlo. Il primo problema però è che tale decisione deve essere assunta al massimo livello, da coloro che governano tutti i paesi del mondo, a cominciare dai più potenti, che sono anche i maggiori responsabili dell'attuale degrado. Il secondo problema è che non sappiamo precisamente quanto tempo ci resti per introdurre questo profondo cambiamento, mentre il pianeta si sta già deteriorando. Insomma la domanda è: Siamo ancora in tempo?

Gli input sono molto allarmistici e anche molto vari: c'è chi parla di venti o trent'anni utili, per cambiare radicalmente il modello di sviluppo, se vogliamo salvarci; c'è invece chi ritiene che ormai il degrado ambientale abbia superato il punto di non ritorno. Come abbiamo già sottolineato, sono determinanti le grandi scelte politiche, a livello planetario, come il tipo di energia da usare; ma ci sono anche tante scelte, a diversi livelli, che si stanno dimostrando praticabili nella vita quotidiana e molto efficaci. In Francia o in Germania, con l'aiuto di leggi appropriate, già si inquina molto meno che nel recente passato e le persone vivono complessivamente in un modo molto più sobrio. Il problema è come dare esempi efficaci.

Comunque se è vero che, là dove massimo è il pericolo, inizia la salvezza, possiamo dirci ottimisti o, per meglio dire, ottimisti tragici. La missione originaria dell'uomo, anzi la sua vocazione, è quella di umanizzare il mondo e non di ingozzarsi di dozzinale quotidianità, di stordirsi con il vorace consumo delle merci. In questo senso si può recuperare la cultura della sobrietà, che costituirebbe, nella società dell'eccesso, una svolta epocale, un'autentica frattura, una rivoluzione. E le rivoluzioni avvengono bruscamente, quando non si riesce più a sopportare lo stato di cose esistente. Ormai siamo arrivati a questo punto, da qui l'ottimismo tragico.

In questa ottica, potrebbe rivelarsi un'occasione la drammatica svolta che sta avvenendo in Italia, per cui in media i figli, per la prima volta dal secondo dopoguerra, hanno meno prospettive di guadagno dei genitori. In effetti ci sono alcuni giovani che, per amore o per forza, stanno abituandosi a vivere senza spendere molto. Ma purtroppo anche qui il sistema ha trovato una risposta illusoria, che al momento attira molti; i giornali pullulano di proposte del tipo: acquista subito, pagherai poi. Questo anche per il superfluo, dalla vacanza costosa, all'automobile di nuovo modello, all'intervento di rimodellamento del corpo. Soprattutto fra i figli di padri che davano loro tutto – e sono tanti – è difficile imparare a fare previsioni di spesa. Così molti si imbarcano in situazioni di enorme indebitamento a breve distanza, che accrescono ansia, stress.

Questo perché al tempo ciclico e a quello lineare è subentrato il tempo *puntinista*, senza coesione, nel quale concentrare il "tutto e subito" per il timore che ogni prodotto non acquistato *adesso* vada perduto per sempre.

5.2
Il nuovo rapporto tra spazio e tempo nell'età *liquida* e del consumo ad oltranza

Viviamo nell'età post-panottica (*Panopticon* è il luogo inventato da Bentham e ripreso da Foucault, nel quale gli uomini venivano controllati in modo esasperato da parte dei leader, grazie alla velocità e alla facile gestione del tempo), nella quale lo spazio rappresenta l'elemento solido e stolido, il tempo, invece, quello dinamico, fluido. Ebbene oggi domina, in modo pervasivo e totalizzante, il tempo come istante, come frammento transitorio; lo spazio, dal canto suo, rinvia ai luoghi pubblici ma non civili.

In *Modernità liquida* (2002), Bauman tratteggia una geografia antropologica della piazza, nella quale si incarna una modalità *antropoemica*, cioè di rapida espulsione delle persone, senza alcuna ospitalità, mentre nei luoghi di consumo si incarna una modalità *antropofagica*, cioè di inghiottimento, digestione, omologazione delle persone.

I luoghi non pubblici, in *non-luoghi* di Augé, sono, invece, porzioni di spazio *emiche* e *fagiche,* vuote di articolazioni di senso, di significati, *di sfregamenti di anime,* dove non c'è interazione, intersoggettività, relazione con l'altro, ma solo azione (come nei luoghi pubblici): per esempio, gli aeroporti.

Quale consumo entro questi spazi pubblici e non pubblici, comunque non civili?

La grande frattura che separa nel più netto modo possibile la sindrome culturale consumistica dalla precedente sindrome produttivistica, quella che tiene insieme l'insieme delle tante e diverse spinte, intuizioni e propensioni elevando il tutto a programma di vita coerente, sembra essere il rovesciamento dei valori legati rispettivamente alla durata e alla transitorietà.

La sindrome culturale consumistica consiste soprattutto nell'enfatica negazione della virtù del rinvio, e dell'opportunità e desiderabilità di ritardare la soddisfazione: i due pilastri assiologici della società dei produttori regolata dalla sindrome produttivistica.

Nella gerarchia tramandata dei valori riconosciuti la sindrome consumistica ha declassato la durata in favore della transitorietà. Essa antepone la novità alla durata. Ha abbreviato molto non solo il tempo che separa il bisogno dall'appagamento (come hanno suggerito molti osservatori, ispirati o fuorviati dalle agenzie di informazioni commerciali), ma anche il momento in cui sorge la carenza dal momento in cui essa termina, e il momento in cui ci si rende conto che un bene è utile e desiderabile da quello in cui viene percepito come qualcosa di inutile da scartare.

Ha collocato l'atto dell'appropriazione, cui deve prontamente seguire lo smaltimento del rifiuto, tra gli oggetti del desiderio umano, al posto che un tempo spettava all'acquisizione di un possesso che si presumeva durevole e al suo durevole godimento.

(Bauman, *Consumo, dunque sono,* 2008)

L'ampiezza della citazione era necessaria per cogliere appieno i riverberi esistenziali della civiltà dei consumi, ovvero uno stile di vita frenetico, dimentico di qualsiasi dilazione, abbarbicato su un presente consumato ancora prima che accada, dove il posses-

5

so è funzionale solamente ad un nuovo possesso, in un perverso circolo *acquisizione-scarto-nuova acquisizione*.

Già in *Homo consumens. Lo sciame inquieto dei consumatori e la miseria degli esclusi* (2007), Bauman evidenziava la *necessità* dell'insoddisfazione permanente per evitare la stagnazione economica. In questo contesto, rispetto all'*homo consumens*, e al precedente *homo sociologicus,* nevrotico perché schiacciato dai suoi doveri, l'*homo sacer* è l'escluso, il reietto, l'avariato, il difettoso, proprio perché non consuma (mixofobia: esclusione dei poveri in quanto consumatori "avariati").

Lo stesso termine *sciame* sostituisce il termine *gruppo*, nella misura in cui, senza leader e gerarchie, il consumo è individuale e non durevole, cioè dura, appunto, il tempo della *consumazione*.

Il passaggio dalla "società dei produttori", stabile, duratura, normativa, alla "società dei consumatori" ha generato un profondo mutamento antropologico: si è passati, infatti, alla cultura della felicità *istantanea e perpetua*, ovvero al primato dell'intensità e della quantità dei desideri sulla loro soddisfazione.

Il trionfo del transitorio sul duraturo si esprime, dice ancora Bauman, in un tempo *puntinista*, privo di coesione, fatto di "istanti eterni", finalizzato ad una "cultura dell'adesso", le cui perverse conseguenze sono il "consumo di chi sta consumando".

In un contesto *liquido* e consumistico così declinato, non c'è più posto, oltre che per il tempo ciclico, per il progresso, ovvero per una visione lineare, rettilinea del tempo, espressiva di pianificazione, investimento, accumulazione di lungo periodo: "Il tempo viene vissuto [...] come qualcosa che non è ciclico o lineare [...]. Il tempo puntinista si distingue per la sua incoerenza e per la mancanza di coesione, più che per i suoi elementi di continuità e coerenza" (*Consumo, dunque sono*).

Insomma, il tempo puntinista non è caratterizzato tanto dal contenuto dei punti stessi, ma dagli intervalli, dai frazionamenti in "istanti eterni".

E allora, alla luce di queste considerazioni di Bauman, quale, o quali, virtù recuperare?

Se è vera, come anche noi riteniamo, la nota affermazione di Hölderlin, secondo cui "Là ove cresce il pericolo/cresce anche ciò che ti salva", allora l'uomo potrebbe ricavare dal *tragico* il farmaco capace di alleviarne le ferite: consumo equo e responsabile, relazioni non più impersonali ma improntate al personalismo e al solidarismo, recupero del bello rispetto al lusso e, soprattutto, saggezza, distacco, frugalità, temperanza o "giusta misura". In una parola, recupero della tradizione classica, non esibita solo come sfoggio accademico o surrogato più o meno riuscito della psicologia (consulenza filosofica), dove i classici sono in qualche modo rimasticati e offerti come spot esistenziali (le tristemente celebri ricette per essere felici, sorridenti, sani...), ma intensamente meditata e agita, resa operativa. I classici ci hanno lasciato in eredità un messaggio altissimo: la filosofia è *arte del vivere*, e si riduce solo a vacuo esercizio della mente se non incide nel "qui e ora", nel nostro quotidiano *mestiere di vivere* (non a caso il concetto greco e latino di temperanza, frugalità, come autentico stile di vita è al centro di un bellissimo libro scritto a più mani da filosofi ed esperti di scienze sociali: *Frugality. Rebalancing material and spiritual values in economic life*, a cura di Bouckaert et al., 2008).

Ci si permetta, in questo contesto, un breve richiamo al distacco, come radicale monito per l'uomo d'oggi e come messaggio da trasmettere ai suoi figli. Ebbene, il distacco si identifica con la massima libertà rispetto a tutto ciò che è egoità, possesso, chiusura all'*essere* in nome dell'*avere*. Non va confuso con il più terribile dei sentimenti, l'indifferenza, bensì va visto, e calibrato nel quotidiano, nel segno del bene e del vero; in altri termini, il distacco si configura come condivisione, coinvolgimento entusiastico *nella e della realtà totale*, proprio perché non è il singolo possesso che conta, ma il *tutto*, umano e divino, che mi abbraccia. In questo modo, non saremo più schiavi delle cose, dei contrastanti sentimenti che il loro possesso suscita, ma esseri liberi, aperti a tutto ciò che umanizza davvero l'esistente.

5.3
Il perverso primato del *tempo dell'utilità*

Al di là di tutte le iniziative, per non dire le battaglie, civili e politiche finalizzate ad indurre i potenti della terra ad operare subito le scelte necessarie per evitare la catastrofe possibile e persino probabile, ciascuno di noi può cominciare ad imboccare la strada che ci porterà ad essere capaci di non subire passivamente le tendenze in atto. È un dovere che abbiamo verso i nostri figli; e realisticamente possiamo cominciare dall'età infantile.

Abbiamo già parlato delle scelte possibili contro la sedentarietà, poi ci sono le numerose scelte quotidiane relative al cibo. Va sottolineato che ai bambini queste scelte, di fatto, vengono imposte, anche se non sempre in modo consapevole. E il paradosso è che tutti i genitori ormai, in Italia, sono a conoscenza dei principi fondamentali di una sana alimentazione; eppure continuiamo a dare le merendine ai bambini, non ci impegniamo, per esempio, ad abituarli a mangiare la verdura, come del resto li lasciamo anche sdraiati per ore a guardare la tv.

Vale la pena di riflettere su queste contraddizioni, di chiederci perché quel che facciamo sia così in contrasto con quel che sappiamo. Di giustificazioni ce ne sono molte, possiamo sempre trovarne una pronta. In sostanza la ragione è una: non abbiamo tempo per rispondere alle esigenze di chi ci sta più vicino, perché siamo sollecitati continuamente dall'esterno. Succede quotidianamente, senza che ce ne rendiamo conto che, per esempio, ci sentiamo in dovere di rispondere alle e-mail di quasi perfetti sconosciuti, proprio nel momento in cui sarebbe molto più utile ragionare con nostro figlio su perché stia prendendo dal frigorifero la tal cosa. Ognuno di noi è sempre attento a tutto il mondo esterno, a partire da quello lavorativo, e trascura se stesso e le persone più care.

Nietzsche aveva già colto benissimo tutto questo, quando ha scritto che l'uomo moderno "vive con l'orologio alla mano". Insomma, più che al tempo vissuto, l'uomo d'oggi fa riferimento a quello che si potrebbe definire "tempo vampirizzato", cioè consumato voracemente, che conduce non a preparare il futuro, ma a batterlo sul tempo. Parlando dell'anoressia, abbiamo già evidenziato un esempio lampante: i genitori riempiono i bambini di cibi, e non solo, appunto per cercare di anticipare i loro desideri.

5

Per tentare una spiegazione convincente di un comportamento così diffuso e dannoso, potremmo dire che i genitori sentono il bisogno etico ed esistenziale di anticipare i desideri dei loro figli per due motivi fondamentali. Il primo è legato alla precarietà dei nostri tempi, ha origine da un senso di sfiducia nel mondo, visto sempre più come inospitale e minaccioso: un luogo dove il benessere non è autentico progetto di realizzazione di sé, ma obiettivo della lotta per la sopravvivenza e per la supremazia, condotta vittoriosamente dai più agguerriti, dai più forniti di oggetti e strumenti in grado di soddisfare ogni loro desiderio, in un'ottica tristemente edonistica. Il secondo motivo, invece, consiste nel tentativo di risarcire i figli del molto tempo sottratto loro in nome del produttivismo senza posa. Insomma, anziché dialogare con i nostri figli, per conoscerci meglio e reperire insieme delle domande di senso, li riempiamo di cose, per mettere a tacere il senso di colpa che ci pervade, a causa del tempo che sottraiamo agli affetti, in quanto siamo inseriti nel sistema tecnologico, che guarda esclusivamente al *tempo dell'utilità*, e non al *tempo dell'umanità*.

Probabilmente c'è tutto questo dietro tanti nostri comportamenti quotidiani, sui quali non siamo abituati a riflettere. Per citare un esempio banale, quanti genitori comprano ai bambini, "per farli contenti", le merendine che a loro piacciono tanto, pur sapendo benissimo che sono alimenti tutt'altro che salutari? E i bambini, naturalmente hanno imparato a speculare sul nostro senso di colpa. Lo dice benissimo Quino, l'autore argentino del fumetto di Mafalda, con una strip fulminante: dapprima vediamo un bambino, lasciato solo in casa, che si arrampica per prendere il vaso delle caramelle; ma cade e fa cadere anche il vaso, che va in mille pezzi, sparpagliando caramelle per tutta la stanza. Il bambino non si scompone e nemmeno raccoglie le caramelle: non gli interessano. Invece prende una seggiolina e si siede davanti alla porta d'ingresso, in atteggiamento deciso. Le lancette dell'orologio girano, passano parecchie ore e finalmente torna la mamma; soltanto a questo punto il bambino scoppia a piangere. E sul viso della mamma vediamo dipinto il senso di colpa che tormenta tanti di noi. Ovviamente, in questa situazione, la raffinata tattica del bambino gli consente di ottenere qualunque cosa.

Questa geniale strip ci segnala efficacemente, con un sorriso, una sgradevole verità: noi adulti siamo diventati facilmente ricattabili. Il *tempo vampirizzato*, di cui parlavamo prima, ci ha progressivamente sottratto la gestione quotidiana degli affetti, dietro la quale ci sono un duro tirocinio interiore, esperienza ed esercizio continuo. Così siamo diventati erogatori di cose e, sovente, assolutamente incapaci di scolpire nei nostri figli, con la forza del diamante che incide anche il vetro, i fondamentali codici della convivenza familiare e morale. Invece i bambini hanno bisogno che il sì sia sì e che il no sia no; mentre noi, al contrario, continuiamo a cedere: oggi concediamo la merendina, domani il premesso di passare tutto il pomeriggio davanti alla tv. Così i bambini corrono tutti i rischi, da quello di diventare obesi a quello di diventare dei disadattati.

Lo si può vedere bene nell'esperienza dei bambini che i genitori portano a fare sport. Alle prime difficoltà, la tendenza del genitore è quella di cambiare sport, inseguendo le supposte esigenze del bambino, che spesso sono soltanto una fantasia del padre o della madre. Questi genitori sbagliano, perché dovrebbero invece lasciare al bambino il tempo necessario per superare la difficoltà iniziale, naturalissima, di adattarsi al gruppo e anche alle esigenze di quel determinato sport. Invece, i continui cambiamenti portano alla delusione: nell'ambulatorio del dietologo arrivano moltissimi bambini che sono diventati sedentari, si sono allontanati dalla pratica sportiva, proprio per queste continue ingerenze dei genitori.

Chiunque abbia esperienza come allenatore di una squadra di calcio di pulcini sa che dietro questi comportamenti dei genitori c'è un triplice errore: in primo luogo, non vengono rispettati i naturali ritmi di adattamento all'ambiente propri dei bambini; in secondo luogo si aggirano le difficoltà – che per altro possono anche essere solo iniziali – connesse ad un determinato sport, e questo ostacola la crescita armonica della personalità del bambino; infine, lo sport non è più un fecondo momento della formazione del sé, ma si riduce a competitività esasperata, diventando così specchio fedele della società in cui viviamo, secondo cui vali in base al ruolo che rivesti. Purtroppo, per rendersene conto, basta osservare, durante una partita di calcio giovanile, il comportamento del pubblico, costituito quasi esclusivamente da genitori. A causa delle aspettative eccessive dei padri, che sognano il figlio campione, oggi molti bambini sono indotti a non amare più nemmeno lo sport, che è stato per tanti di noi una delle esperienze più belle della giovinezza.

Anche il disamore per lo sport contribuisce, ovviamente, ad aumentare il rischio dell'obesità infantile, che sta crescendo molto rapidamente. Basti considerare, per esempio, i dati rilevati in una provincia, quella di Como: nel 2007 i bambini in soprappeso erano ben il 23% e gli obesi oltre il 5%; mentre dieci anni fa queste due percentuali erano circa la metà. C'è stata una vera e propria esplosione di questo fenomeno – come del resto fra gli adulti – con i connessi rischi per la salute. In questa situazione, senz'altro preoccupante, sarebbe logico aspettarsi una forte crescita di richieste, sia ai medici di base che agli specialisti, di indicazioni per perdere peso. Invece non c'è; da una parte, perché in molti casi il problema è sottovalutato dalle famiglie, che definiscono robusto il bambino soprappeso; dall'altra parete, a causa di vari condizionamenti culturali e sociali, che spesso hanno distorto la rappresentazione che il bambino stesso ha del proprio corpo.

Su quest'ultimo argomento abbiamo informazioni particolarmente interessanti, sulla base di una ricerca condotta di recente, proprio a Como, con la collaborazione di una psicologa, allo scopo di valutare il grado di soddisfazione del proprio aspetto fisico, da parte dei bambini soprappeso e obesi. Sono stati coinvolti circa ottocento bambini, con risultati in qualche misura sorprendenti; in particolare per le differenze rilevate fra i maschi e le femmine.

Il maschietto in soprappeso ha un'immagine positiva di sé: si vede robusto e forte, perciò in grado di soverchiare gli altri; che è proprio quel che desidera generalmente il maschio. Quando invece è obeso, si vede male, perché subentrano difficoltà e impaccio nei movimenti ed anche una notevole emarginazione: non può più giocare a calcio, a volte i compagni lo deridono… E questo passaggio, da una condizione relativamente gratificante ad una molto pesante psicologicamente, spesso avviene in pochi mesi. A volta basta mandare uno scolaro in vacanza a casa della nonna che cucina benissimo.

Invece la bambina in soprappeso comincia subito ad avere difficoltà col proprio corpo; vive male la distribuzione del grasso che la distingue dalle altre, o la comparsa della cellulite; anche quando si tratta di un cambiamento fisico ancora molto contenuto. È a questo punto che vanno ascoltate, perché per loro è un problema reale e serio, anche se non siamo ancora nella patologia. Troppo spesso, sia i genitori che i medici di famiglia sottovalutano questo disagio e non danno quelle risposte immediate che sarebbero sicuramente efficaci. Così si perde l'occasione di intervenire per tempo, rimuovendo non solo un disagio, ma anche un rischio per la salute.

Ma il risultato più sorprendente della ricerca riguarda le bambine obese: queste non hanno un'immagine di sé negativa; anzi molte volte si cullano in questa nuova situazione, nella quale si sentono particolarmente protette. Infatti si rinchiudono sempre più in pochi ambienti: la famiglia, la casa dei nonni, pochi amici, sempre gli stessi. Qui si sentono accettate e sempre gratificate. E non bisogna pensare che si siano semplicemente rassegnate; anzi, nella maggior parte dei casi, non vogliono dimagrire, come se avessero raggiunto una situazione ideale, che permette loro di vivere più protette, senza bisogno di misurarsi con le sollecitazioni e le potenziali frustrazioni che possono provenire dal mondo esterno. Sono bambine che stanno molto in casa e non desiderano uscire, perché in famiglia si trovano bene. In questo senso l'ambiente familiare – paradossalmente come per le anoressiche – rischia di diventare invischiante.

È una cosa terribile da dire, ma alcune famiglie hanno bisogno di un componente da tenere sempre sotto controllo; purtroppo un figlio debole può diventare per i genitori una preziosa occasione per sentirsi indispensabili, per evitare la delusione e il senso di abbandono, quasi di inutilità che inevitabilmente accompagna la crescita dei figli. Infatti la ragazzina obesa, arrivata a quindici anni, non si ribellerà ai genitori perché vuole andare in vacanza con gli amici: darà a mamma e papà la soddisfazione di andare ancora al mare o in montagna con loro. Purtroppo è così; anche se magari i genitori convincono persino se stessi di volere il contrario, di desiderare la crescita dell'autonomia della figlia. Invece nella realtà, in molti casi, si instaurano nella famiglia dei complessi equilibri che, per lo più inconsciamente, nessuno vuole scardinare. Per esempio, in qualche caso, il fratello o la sorella di una bambina obesa che stava cominciando a dimagrire perché era seguita dal dietologo, hanno mostrato palesemente proprio al dietologo la preoccupazione che tale cambiamento avrebbe comportato altri cambiamenti rischiosi. I fratelli avevano anzitutto paura di perdere la loro libertà, se i genitori avessero cessato di occuparsi quasi esclusivamente della bambina obesa.

Ancora una volta, un paradosso: sempre più adolescenti sono tormentati dall'ossessione del corpo perfetto e contemporaneamente l'obesità infantile, che determina rischi reali e gravi, è una condizione che qualcuno, più o meno inconsciamente, tende a conservare. Non appaia strano! Infatti abbiamo già sottolineato come una delle prerogative del moderno sia l'ambivalenza, che sovente tracima nell'ambiguità, nella contraddittorietà, oppure declina nell'angoscia paralizzante dei gesti e delle azioni. Insomma, si oscilla, per esempio, tra ricerca delle esperienze estreme e bisogno di stabilità e di sicurezza; tra un mercato che offre ogni genere di piaceri e cura del corpo ad oltranza; tra l'esibizione di una corporeità spinta all'eccesso, nella quale riversare abilità, conoscenze, valori, e la necessità del focolare domestico, come rassicurante custodia dagli sguardi reificanti del mondo; tra il bisogno, da parte dei figli, di crearsi spazi autonomi e la precarietà esistenziale e lavorativa che li costringe a restare legati ai genitori. In una realtà così drammaticamente complessa, la famiglia tende ad essere sempre più invischiante, anche a costo di mantenere in vita pericolosi equilibri patologici, come nel caso qui efficacemente descritto.

Evidentemente la situazione problematica, a volte addirittura inquietante, di chi, più o meno consapevolmente, tende a mantenere o anche ad aggravare, in sé o nei propri figli, una condizione fisica notoriamente rischiosa come il sovrappeso, è precisamente il rovescio della medaglia dell'ossessione della linea perfetta. Paradossalmente, è un'ulteriore conferma dell'assoluta centralità del corpo, che è un tratto essenziale dei nostri tempi. Si è generata infatti una perversa e inquietante identificazione tra cura di sé e cura del corpo, intesa come cura, custodia, della forma, dell'aspetto fisico, spesso senza "giusta misura". Analogamente la cultura consumistica ci induce, anche nell'alimentazione, a dimenticare il senso del limite, appunto della "giusta misura".

5.4
L'ordine e la misura sono belli e giovevoli

Riemerge ancora una volta il concetto greco di "giusta misura", oggi più che mai attuale. La sapienza degli antichi ci indica la via per eliminare tante sofferenze indotte dalle condizioni artificiose della nostra vita quotidiana. Ricordiamo che al centro dell'educazione pitagorica c'è l'uomo nella sua dimensione spirituale e fisica: silenzio e meditazione, metafisica del numero, dieta, esercizio fisico, danza e musica, il tutto finalizzato all'armonia dell'essere umano. Per i pitagorici la medicina è davvero *medietas*, secondo la ricostruzione etimologica di Isidoro di Siviglia nelle sue *Etimologiae* o *Origines*, ovvero "giusta misura", equilibrio tra le parti, "giustezza" psicofisica nel segno della totalità.

Siamo agli antipodi rispetto alla cultura dominante oggi e rispetto ai comportamenti quotidiani più diffusi, anche nel campo su cui stiamo riflettendo in particolare, l'alimentazione. Per evitare che nelle nuove generazioni continui a crescere l'autentica sofferenza causata dalle due forme contrapposte di eccesso, obesità e anoressia, è indispensabile ricalibrare sui vissuti dei nostri giovani l'esortazione greca alla "giusta misura". Dobbiamo ritornare a Platone, che nella *Repubblica* è davvero illuminante: "E non ti pare indecente – scrive – dover ricorrere alla medicina non a motivo di ferite o delle malattie stagionali, ma per la nostra ignavia o per la cattiva alimentazione [...], per la quale noi ci riempiamo di umori e di gas come terreni di palude?" Anche Aristosseno, dal canto suo, rimarca quanto segue: "Bisogna fin da fanciulli comportarsi con ordine anche nel cibo, insegnando che l'ordine e la misura sono belli e giovevoli, il disordine e l'eccesso brutti e dannosi".

È evidente anche lo stretto legame fra l'idea del giusto mezzo e il canone classico della bellezza, lontanissimo dalla moderna ossessione della magrezza. La bellezza classica era appunto armonia delle forme corporee, e dunque anche dolcezza di curve, in particolare nel corpo femminile. Infatti, fin dalle numerosissime raffigurazioni, sia pittoriche che a bassorilievo, giunte a noi dall'antico Egitto, le curve tipiche femminili, seno e fianchi, sono ben disegnate, ad indicare il ruolo materno che le donne avevano in quella società. Nella Grecia classica, poi, la bellezza consiste nell'armonioso accordo tra le parti e il tutto: un corpo è bello quando ogni sua parte ha una dimensione proporzionata alla figura intera. Nell'antica Roma, la matrona dell'impero è opulenta nelle forme, carica di trucco e di gioielli, vestita in modo ricco e sfarzoso, così da rappresentare anche la ricca e sfarzosa Roma imperiale. D'altra parte, fino a pochi decenni fa, nella nostra cultura, la donna bella e desiderabile, la diva cinematografica che faceva sognare adolescenti e adulti, era una donna prosperosa. Era stato così anche nei secoli precedenti.

Basta vedere i quadri degli impressionisti: Renoir, per esempio, rappresenta una bellezza femminile florida, in contrasto con altri autori del primo '900, da Klimt a Egon Schiele, che invece propongono una donna più sottile, senza curve in evidenza. In effetti, nel passato, anche recente, convivevano ideali diversi di bellezza femminile. Sappiamo che nel Rinascimento, accanto a pittori come Leonardo e Raffaello, che lo studio dell'anatomia aveva condotto alla rappresentazione realistica delle forme morbide del corpo femminile, esistevano artisti come Botticelli o Pisanello, che rappresentavano donne molto più sottili, con occhi irrealisticamente grandi, figure sostanzialmente idealizzate. In gran parte dei secoli passati, cioè, non è accaduto quel che accade oggi; infatti ai nostri giorni si può parlare di una vera e propria dittatura di un solo imperativo: essere magre.

Veramente in un determinato periodo della storia europea è stato imposto un solo modello, quello della bellezza verginale, pura e casta. Nell'alto medioevo, l'uomo doveva scegliere la sua sposa tra le giovani vergini, perciò il corpo doveva essere acerbo ed esile, per dimostrare la casta immaturità di bambina; le ragazze dovevano sposarsi appena adolescenti, quando il seno era appena abbozzato. È la stessa immagine delle sante ascete, un'immagine imposta dall'alto, dal dominio della cultura cristiana, che vedeva nel corpo della donna il rischio della tentazione: le donne prosperose potevano indurre al peccato.

Oggi, paradossalmente, la situazione è simile a quella di quei secoli lontani. In realtà, l'uomo di oggi, che crede di aver preso definitivo congedo dalle classiche strutture metafisiche ed etiche della tradizione greca e giudaico-cristiana, continua ad essere specchio del mondo, espressione del nuovo ordine costituito, frammento funzionale al tutto. Semplicemente, è cambiato il mondo in cui si rispecchia: dalla metafisica alla tecnica, che è poi, come abbiamo detto all'inizio, un'altra forma di metafisica, dove i bisogni sono indotti, l'espressività individuale illusoria, il meccanismo del desiderio finalizzato alla produzione.

È forse quest'ultimo l'aspetto più singolare della cultura dominante odierna. Il desiderio infatti, per sua natura, è trasgressivo, produce una frattura nel consolidato, quindi è estremamente pericoloso per il sistema tecnologico, nel quale necessariamente ogni modalità di stare al mondo deve essere immediatamente riconosciuta e integrata. Ecco, allora, che la spontaneità, la creatività, lo spirito dissacratorio del desiderio vengono intercettati e mercificati, spettacolarizzati, lasciandoci nell'illusione che le nostre scelte di consumo siano nostre naturali espressioni, autonome creazioni del nostro spirito irriducibile alla norma, al comportamento indotto. In realtà, lacerata la simbolicità trasgressiva del desiderio, l'uomo è diventato "carne da macello" pubblicitaria, desiderio omologato ai dettami dell'unica estetica imperante. Noi oggi ci illudiamo di essere "un fascio di scelte", liberi di progettare non solo la nostra immagine, ma la nostra stessa identità, grazie alla mobilità e alla varietà del mercato, che crediamo di navigare in ampiezza e profondità secondo il nostro gusto. Di questa illusione si serve la "società della griffe" e, più in generale, l'industria della bellezza, per promuovere comodamente il consumismo.

In effetti non è vero che siamo noi a scegliere. È esattamente il contrario: l'industria della bellezza induce trasformazioni, riorientamenti del corpo, dell'abbigliamento, degli accessori, fingendo di venire incontro alla modernità, che rivendica la libertà del gusto contro la bellezza canonica. In realtà, in modo subdolo, è l'industria stessa che manipola quei gusti, modificandoli, trasformandoli radicalmente, alternandoli, in modo da rendere sempre più variegato, nuovo e appetibile il mercato a tutti quei consumatori che, sovente ignari, credono di esprimere, attraverso le merci esposte e comprate, la loro irriducibile identità. Un esempio chiarissimo: le signore eleganti che assistono alle sfilate di moda si immaginano che poi sceglieranno liberamente l'abito da acquistare, mentre non faranno altro che seguire i precetti dettati dagli stilisti più famosi.

A questo proposito, però, va sottolineato un altro aspetto importante della funzione dei consumi. Chi acquista gli abiti presentati nelle ultime sfilate di Parigi o di Milano, si propone anche di dimostrare la propria ricchezza, la propria appartenenza ad un ceto superiore. Questa fascia di consumatori si propone, attraverso uno stile che sconfina nell'aristocraticismo, non solo di affermare la propria eccellenza, ma anzitutto di distinguersi da chi, per seguire i dettami della moda, acquista prodotti rispondenti alle linee imperanti, ma a un prezzo più basso. Oggi più che mai, ci giochiamo l'identità nella sfera pubblica, per cui chi vuole emergere deve essere quanto mai equipaggiato. Ogni giorno ci viene insegnato che il nostro valore dipende dallo spazio sociale che occupiamo, dal potere che esprimiamo, dalla capacità con cui rispondiamo alle grammatiche esistenziali della tecnica e da come ci presentiamo. In questo senso la moda e la bellezza non sono un semplice corredo, ma espressioni profonde del sé.

È questo il motivo per cui gli stilisti oggi si impongono come grandi maestri, sono celebrati più dei premi Nobel, dei grandi intellettuali. Per di più, accanto a stilisti che sono autentici maestri di cultura, di raffinatezza, di autentico e formativo senso del bello, c'è un variopinto mondo di strateghi dell'immagine che, ben sapendo quanto essa oggi prevalga su tutto il resto, orientano di fatto le nostre identità. Perciò il problema di tutti noi oggi – e in questo ha ragione Bauman – non è tanto quale identità scegliere, è invece "come rimanere allerta e vigili, in modo da poter fare un'altra scelta, qualora la prima identità venga ritirata dal mercato e spogliata dei suoi poteri di seduzione". Per chi intende salvaguardare la propria superiorità rispetto alla maggioranza delle persone fra cui vive, diventa così un obbligo non solo seguire senza indugi gli ultimi dettami della moda, ma anche rendere visibile a tutti la propria eccellenza, attraverso l'ostentazione del lusso.

Ma il lusso impoverisce la bellezza. A queste tematiche ha dedicato un penetrante saggio Luigi Zoja, *Giustizia e bellezza* (2007), dove viene affrontata, con vigore argomentativo e lucidità concettuale, appunto la degenerazione moderna della bellezza nel lusso. Alla piazza, dove abitava in origine la bellezza, la cui fruizione era democratica, condivisa, si oppone, nella modernità, l'esclusività del lusso che, essendo per sua natura non condivisibile, impoverisce la bellezza e la possibilità pubblica di fruirla. Si tratta di un atto di ingiustizia, di un'indebita frattura tra etica ed estetica: il lusso è immorale, è un'offesa alla giustizia.

Leggiamo la puntuale testimonianza di Zoja:

> Si è dimenticato che lusso da sempre ha significato patologia, qualcosa di deviato. Il latino *luxus* vuol dire fuori posto; non a caso la stessa parola significava sia lusso sia lussato. Qualcuno, certo, potrà ancora trovare bellezza all'interno del lusso, ma sarà un suo compito individuale; la società della *griffe* propone qualcos'altro. In passato, la bellezza si radicava in gran parte nella piazza: gustarla richiedeva condivisione. Al contrario, il lusso è, appunto, esclusivo: gustarlo significa suscitare invidia, escludere gli altri. È un impoverimento senza precedenti nella storia, che non è affatto compensato dal fatto di avere più oggetti o servizi. Un'ingiustizia commessa verso una porzione sempre maggiore della popolazione, e verso la bellezza stessa. L'ingiustizia estetica diventa un problema di giustizia, un capitolo morale.

Il gioco di palpebre

6

6.1
La filosofia come arte diabolica e terapeutica

Nella situazione qui impietosamente descritta, a ciascuno di noi, per salvarsi dall'ossessione della ricerca dell'immagine perfetta, compresa la linea perfetta, occorre un gioco di palpebre. È necessario spalancare gli occhi di fronte alla realtà, per poi socchiuderli, rimeditando sulle cose viste e compiendo di conseguenza un'opera di smascheramento, per far zampillare le fonti dell'essenziale; e in primo luogo la cura di sé. Questa non è soltanto attenzione ossessiva al corpo e alla sua bellezza, è qualcosa che riguarda la nostra interiorità, la nostra stessa essenza, che interpella in prima istanza la filosofia, come arte diabolica e terapeutica.

È diabolica perché, come dice il termine stesso (*diaballo*) ci "getta in mezzo" all'inquietudine, al dubbio, alla precarietà, alla continua rimessa in discussione delle nostre ideazioni e dei nostri vissuti. È quindi come un tafano, per usare l'espressione socratica, che continuamente ci pungola, stimolandoci alla ricerca e impedendoci pigrizia e ottundimento della mente. Non si deve quindi pensare che la filosofia sia uno svago, una pausa divertita dell'esistenza e che il filosofo sia il giullare, che viene invitato per allietare le serate di qualche circolo esclusivo.

Contemporaneamente la filosofia è anche terapeutica. Il termine *therapeutikos* è connesso con il verbo *therapeuo*, che significa prendersi cura. In questo senso la filosofia è un caricarsi sulle proprie spalle se stessi e gli altri, per reperire insieme articolazioni di senso e progetti d'esistenza. Insomma, la filosofia è arte del vivere, poiché, come ammoniva Epicuro, è vano il discorso di quel filosofo che non cura i mali dell'anima, cioè che non si apre a tutto ciò che è umano e umanizzante.

Questo modo autentico di prendersi cura di sé non ha nulla di egoistico e di egocentrico. Anzi, più che la parola filosofica scritta o parlata, occorre la parola parlante, intersoggettiva, sempre aperta. Infatti il risveglio delle coscienze è possibile soltanto nella dimensione io-tu: logica ed etica non sono mai disgiunte, ovvero il

6

sapere deve avere valenza comunitaria. La riflessione filosofica nasce infatti dalle esigenze vitali non solo di colui che alla filosofia si accosta, ma anche degli altri, del prossimo. La filosofia è sempre apertura all'altro, nella sua radicalità, è comunicazione a trecentosessanta gradi, alla quale niente di umano è estraneo, è sapienza umana.

È dunque un'apertura etica, nel segno della responsabilità e del riconoscimento dei nostri limiti, e come tale ci porta ad essere tolleranti, o meglio solidali nei confronti dei limiti degli altri. Noi siamo aperti alla verità nella misura in cui riconosciamo che la frattura, la lacerazione, l'errore sono profondamente umani: in questo senso la filosofia è un con-filosofare, cioè una condivisione dei problemi essenziali del vivere, senza pretendere che il filosofo possieda il sapere assoluto. Non è un caso che Socrate ci abbia insegnato a correggere Socrate.

Perciò quando, con chi ci è vicino, riflettiamo insieme sui problemi della vita, su come ciascuno di noi si rappresenta se stesso e il proprio rapporto con gli altri, sullo scopo e la rilevanza delle nostre azioni quotidiane, stiamo facendo la cosa giusta. È questa la cura di sé. Gramsci diceva che siamo tutti filosofi. La filosofia, infatti nasce dalla vita e alla vita ritorna, nel senso che la vita pone delle domande a cui la filosofia cerca di dare delle risposte, avendo come presupposto vincolante la comune ricerca della verità. Ovviamente, bisogna tenere ben presente che la filosofia non è una semplice chiacchierata fra amici, ma è ricerca argomentata delle cause, dei perché del nostro stare al mondo, in un intreccio di logica, cioè correttezza dell'argomentazione, ed etica, correttezza dei principi che ispirano le nostre azioni.

Ma ancora prima di cercare, insieme con gli altri, le risposte, è indispensabile che ognuno di noi impari a mettersi per qualche momento in disparte, rispetto alla frenesia della vita quotidiana, per guardare dentro se stesso. Già Montaigne diceva che bisogna riservarsi "un retrobottega dell'anima". Attenzione però a non confondere la solitudine con l'isolamento! La solitudine è una pausa esistenziale necessaria per rimeditare sulla nostra esistenza, sui progetti con cui connotiamo il nostro stare al mondo, sulle fratture, gli errori compiuti, per tornare alla vita carichi di nuove energie intellettive e morali. Invece l'isolamento è cancro dell'anima, è chiusura narcisistica, patologica, poiché si sono inaridite le radici del cuore.

L'esigenza di ritirarsi, almeno per un po', nel "retrobottega dell'anima" in realtà oggi è avvertita abbastanza diffusamente. Lo dimostra, per esempio, il favore di cui godono in questo momento le discipline orientali, a cominciare dallo yoga. La nostra civiltà, quanto mai contrassegnata dall'estroversione, dall'esibizione pubblica di ogni espressione dell'anima, cerca, nella civiltà orientale, un supplemento compensativo di interiorizzazione. C'è comunque il rischio che non di rado si tratti soprattutto di una moda, che disconosce un fatto fondamentale: la propria identità è una narrazione ininterrotta, tenuta insieme dalla memoria, e non la si costruisce con artificiosi frammenti ricavati qua e là. Tali sono, per esempio, le varie forme di meditazione filosofica orientale, che indebitamente chiamiamo tecniche. Peggio ancora: le riduciamo effettivamente a strategie funzionali al miglioramento dell'efficienza e della produttività.

Anche nel campo delle terapie mediche si manifesta un fenomeno analogo. Il problema è proprio questo: il mercato ci propone spezzoni di interventi terapeutici, mutuati da altre culture, lontane dalla nostra, spesso senza darci la possibilità di integrarli realmente con la nostra esperienza storica e culturale. Certamente alcuni elementi di altre culture possono benissimo essere utilmente introdotti nella nostra tradizione, come del resto è sempre avvenuto: basti pensare al grande contributo che la medicina araba ha dato nel medioevo allo sviluppo della scienza medica occidentale. Tuttavia questo non ci autorizza a ricorrere, un po' a caso, con superficialità, a rimedi proposti da tradizioni mediche diverse dalla nostra, senza un filo conduttore né un'adeguata verifica della loro effettiva validità.

Soprattutto dobbiamo dunque diffidare, per esempio, dei trattamenti terapeutici ayurvedici o cinesi... proposti per esempio dalle riviste femminili. Infatti l'assunzione di alcuni principi attivi, sganciati dal contesto complessivo della cultura della malattia e della cura propria di altri paesi, può essere inefficace, se non addirittura pericolosa. Il punto è che noi usiamo questi prodotti come se fossero le nostre medicine, studiate espressamente per aggredire sintomi o malattie. Invece alcuni prodotti sono efficaci soltanto all'interno del loro contesto originario, che è completamente diverso: in quelle culture il terapeuta non aggredisce la malattia, ma tende a ristabilire l'equilibrio psicofisico generale dell'individuo. Nelle medicine orientali, quindi, non esiste il farmaco contro uno specifico disturbo.

Dell'uso sconsiderato dei rimedi estranei alla nostra tradizione si possono fare molti esempi. Ci sono persone che, soggiacendo alle suggestioni del mercato che ci propone l'esotico, assumono insieme antibiotici, integratori alimentari, erbe o prodotti fitoterapici mutuati dalla cultura cinese o indiana, di cui non conosciamo nemmeno precisamente la composizione e gli effetti. Mescolare acriticamente questi principi attivi diversi può essere pericoloso.

Naturalmente, come sempre bisogna distinguere: la scienza da sempre ha riportato all'interno del nostro repertorio terapeutico anche prodotti che vengono da esperienze di popoli lontani. L'ultimo esempio può essere la berberina, un'erba usata in Cina, che ormai anche in occidente viene somministrata regolarmente per curare l'ipercolesterolemia. Ma l'introduzione nel nostro prontuario terapeutico di sostanze provenienti da culture di altri paesi deve passare al vaglio di una serie di valutazioni codificate, in termini, appunto, scientifici. Va verificata non soltanto l'efficacia, ma anche la compatibilità con altri principi attivi di largo uso.

Se le commistioni sono pericolose, corrono qualche rischio anche le persone che si curano esclusivamente con la medicina cinese, o indiana... Anche questo è un errore, perché ognuno di noi è, insieme, genetica, storia, e ambiente, nel senso di rapporti interpersonali, quelli che ci hanno formato individualmente. Perciò è difficile usare in modo veramente proficuo qualcosa che viene da una storia e da un ambiente completamente diverso. Sia chiaro: non è qui in discussione la buona fede dei terapeuti; ci si riferisce a chi si cura con metodi terapeutici alternativi, per esempio esclusivamente con l'agopuntura, e poi magari finisce in ospedale per una polmonite. Qui ovviamente lo curano con gli antibiotici e ricadiamo nelle contraddizioni di cui abbiamo già parlato.

Il fatto è che oggi ormai noi abitiamo non un universo, ma un *pluriverso*, nel quale coesistono forme del sapere e assetti esistenziali diversi e tutti legittimi.

Tuttavia questo non deve indurre a trapiantare senza misura, nella propria storia specifica, elementi appartenenti ad un'altra cultura e per questo irriducibili. La reciprocità e l'integrazione dei saperi non va confusa con le mortali confusioni, suggerite dal mercato. Come sempre, il rischio è la superficialità. Si possono citare molti casi di uso improprio dei saperi, anche i più alti e nobili, per fini quanto meno inadeguati: dalla signora che usa lo yoga per curarsi l'artrosi cervicale all'azienda che chiama il filosofo per "curare" lo stress dei dirigenti.

In realtà l'azienda non lo chiama soltanto per quello. Il consulente filosofo finisce per diventare un impiegato della volontà di potenza della tecnica. L'azienda si serve di lui, a livello strategico, per aumentare la produttività. Insomma il filosofo diventa un prestatore d'opera retribuito non per proporre progetti esistenziali alternativi all'efficientismo e al produttivismo, ma per motivare, con raffinate e convincenti argomentazioni, i più importanti dirigenti aziendali, a produrre di più, meglio e in minor tempo. Per approfondire questo argomento basta leggere un breve saggio di Rovatti, *La filosofia può curare* (2006), che ci lumeggia assai bene sul "Socrate d'azienda". Rovatti ci invita a non prendere la filosofia come pratica banale e banalizzante e a non farne della pseudo-divulgazione, trincerandoci dietro la giustificazione dell'anti-accademismo e dell'anti-specialismo. Ma soprattutto ammonisce a non incanalarla nel perverso circuito efficientistico-produttivistico della tecnica, con tutti i suoi connessi poteri e micropoteri, dove il "consulente-filosofo" diventa un'aziendalista, un erborista della distensione dell'anima, un medico della stabilizzazione di quelle oscillazioni interiori che da sempre ci abitano.

In questo modo viene totalmente rovesciata la funzione sociale del filosofo: anziché risvegliare le coscienze, lavora ad acquietarle. Il filosofo aziendale e dei salotti, anziché far affiorare anche gli aspetti più laceranti, più tragici dell'esistenza, creando una sana inquietudine e anche forme di affanno esistenziale, che inducono sempre ad un'autentica meditazione, finisce per essere un pompiere, pronto a spegnere i fuochi dell'anima, con atteggiamenti artificiosamente consolatori. Al contrario, la filosofia ha il compito di aiutarci a guardare in faccia la realtà della nostra condizione, al cui fondo sta la precarietà, il carattere transitorio del nostro stesso essere, l'inevitabilità dell'invecchiare e del morire. L'ossessione della perfetta forma fisica, di cui ci stiamo occupando, corrisponde appunto ad un velleitario tentativo di difenderci da ciò che è inevitabile.

Il rischio è proprio questo: illudere le persone che sia possibile evitare l'ineluttabile. La medicina anti-age, che attualmente sta prendendo sempre più piede, fornisce sicuramente interventi efficaci per invecchiare meglio; il punto non è questo, è un altro. È come se si volesse nascondere un dato inconfutabile: ciascuno di noi è storia e ambiente, ma ancor prima, come tutti gli altri animali, è ciò che sta scritto nel suo codice genetico. E qui naturalmente è codificato anche l'invecchiamento, oltre alla morte. Su questo non c'è niente da fare.

La filosofia infatti è "esercizio di morte", ovvero, come abbiamo già accennato, ci mette di fronte agli aspetti tragici dell'esistenza e quindi non semplicemente al vivere, ma al perché si vive. Tuttavia, quando il filosofo tocca questi temi viene subito allontanato dall'azienda e dai salotti. Dunque ha ragione Schopenhauer, in questa fulminante riflessione: "Chi è venuto al mondo per istruirlo sul serio nelle cose più importanti può dirsi fortunato se riesce a salvare la pelle".

6.2
Alle fonti delle antiche virtù

Compito del filosofo, abbiamo detto, non è la consolazione artificiale, bensì accompagnarci nella riflessione su queste "cose più importanti". In altre parole gli chiediamo di aiutarci a vivere in modo più autentico. Per raggiungere una maggiore consapevolezza di ciò che veramente siamo e vogliamo essere, è necessario tornare a far zampillare le fonti delle antiche virtù. Il termine greco *arete*, che noi traduciamo con virtù, indica la capacità di compiere un'azione in modo eccellente, cioè di esprimere al meglio la propria natura specifica. Ma il termine *arete* è connesso col verbo *aresco*, che significa *piaccio, riesco gradito*; quindi virtuoso non è colui che semplicemente ha abilità, ma colui che *riesce gradito*, poiché condivide la propria capacità, la mette a disposizione degli altri, si fa *apertura* per gli altri.

Fra le antiche virtù, indispensabili per combattere gli stereotipi oggi dominanti, abbiamo già ricordato la fortezza; potremmo aggiungere la prudenza, il coraggio, la magnanimità, l'orgoglio, il pudore e la timidezza. La prudenza e il coraggio potrebbero apparire in contrasto fra di loro ma per coraggio si intende la capacità di espandere la propria vitalità, la propria forza, insomma di incarnare nel mondo, valorizzandoli e difendendoli, i nostri progetti. Per prudenza si intende il calcolo intelligente di ciò che possiamo o non possiamo fare, non il meschino opportunismo, ma la calda arte del vivere. Insomma la prudenza è l'etica del riconoscimento di ciò che è in nostro potere. Da qui il legame con il coraggio: non ho timore a manifestare e condividere le mie capacità e nel contempo riconosco i miei limiti, nel segno, ancora una volta, della "giusta misura".

Nella professione medica, per esempio, questo difficile equilibrio fra coraggio e prudenza è da sempre indispensabile. Anche scelte che possono sembrare banali, come quella di prescrivere un antibiotico, possono dare luogo a effetti devastanti, come lo shock anafilattico. È chiaro che qui ci vuole coraggio, anche in un'azione che può sembrare di routine. Per di più, negli ultimi decenni si è diffuso un atteggiamento di ricerca a volte esasperata dell'errore medico, che induce molti medici a spostare l'equilibrio verso un eccesso di prudenza, che diventa paralizzante: c'è persino chi rinuncia a fare qualunque scelta.

Quanto alla magnanimità, non va confusa con la generosità: essere magnanimi significa non solo stimarsi degni di grandi cose, ma anche essere padroni di se stessi e disponibili verso gli altri. In altri termini, magnanimo è colui che si impegna per realizzare grandi cose, finalizzate al bene comune. La realizzazione di grandi cose implica chiaramente dei rischi, ma, come ricorda Platone, "il rischio è bello". Anche qui comunque è importante l'equilibrio: ci sono persone che si proiettano completamente all'esterno, facendo cose anche egregie, ma rischiando di perdere il rapporto con se stessi e con le persone più vicine, che hanno estremamente bisogno di loro. Non va mai dimenticata la prudenza, di cui parlavamo prima: la tentazione di credersi onnipotenti è sempre in agguato. Comunque chi è magnanimo è davvero lontano mille miglia dalle piccole ossessioni della cura eccessiva della propria immagine.

Veramente, nella nostra società, invasa per non dire dominata dalla televisione, anche chi ha in mente grandi progetti e tenta concretamente di realizzarli, è costretto a curare la propria immagine. Basti pensare ai protagonisti della vita politica. Cinquant'anni fa, quando il mezzo di comunicazione di massa determinante era la radio, contava soprattutto la voce. In passato, quando le grandi manifestazioni di piazza erano lo strumento fondamentale usato sia dai regimi totalitari che dalle grandi organizzazioni democratiche, bastava la postura e il gesto. Oggi invece la telecamera scruta ogni piccola ruga; persino nei comizi davanti a una grande folla, immancabilmente proiettati sullo schermo gigante. Quindi anche i protagonisti dei grandi progetti hanno, per necessità, grande cura dell'immagine.

Ma chi è ossessionato dalla propria immagine ha esattamente l'atteggiamento opposto: si preoccupa esclusivamente di se stesso, senza partecipare ai grandi problemi e progetti della vita collettiva. Molte volte si rivolgono ai medici persone che vivono come un dramma problemi minimi e ne vorrebbero una correzione immediata; ed è chiaro che per loro sarebbe effettivamente terapeutico occuparsi un po' meno spasmodicamente di se stessi, guardarsi un po' meno nello specchio, guardarsi intorno e impegnarsi in qualche progetto, non necessariamente sociale. In questo senso la magnanimità è preziosa nella vita quotidiana di ciascuno di noi, perché ci aiuta a non enfatizzare i nostri piccoli problemi personali.

L'orgoglio poi, nel pensare comune, è inteso prevalentemente come un difetto, perché si tende a identificarlo indebitamente con la superbia e l'arroganza. Dobbiamo andare all'essenza delle cose e non farci travolgere dai luoghi comuni morali, che talvolta scambiano vizi e virtù – come già ammoniva Hume. L'orgoglio, si potrebbe dire, costituisce il significato di fondo del coraggio. L'orgoglio è il giusto riconoscimento della propria dignità, il rifiuto di essere uno dei tanti, in nome delle proprie effettive abilità, capacità, risorse morali. Il che significa non certo *deificarsi*, cioè ritenersi onnipotenti, bensì *degnificarsi*, cioè rivendicare la propria dignità, i propri valori, sempre tuttavia custoditi dal limite.

Purtroppo, in molte situazioni, viene penalizzato proprio il giusto orgoglio di chi si rende conto di essere in grado di trovare soluzioni nuove ai problemi; per un medico, per esempio, questo significa introdurre nuove tecniche, nuovi protocolli d'intervento. Ma un medico che ha un'esperienza trentennale di lavoro nella sanità pubblica si è sentito dire molte volte: le punte di eccellenza non servono. In realtà mettono in difficoltà chi governa, che preferisce avere completamente sotto controllo la situazione e quindi tende ad appiattire. Invece un bravo dirigente dovrebbe approfittare, in senso positivo, di chi emerge: l'orgoglio delle proprie abilità è una risorsa importante per la comunità. Chi lo mortifica impoverisce tutti, commettendo un errore gravissimo, perché l'orgoglio è tutt'altra cosa rispetto alla presunzione di chi crede di valere più di quanto realmente valga.

Infatti chi coltiva in modo autentico l'orgoglio non travalica mai la "giusta misura", ovvero non cade nell'arroganza e nella superbia. L'arroganza e la superbia consistono nell'innalzarsi più di quanto effettivamente non si valga; l'orgoglio è invece più connesso all'umiltà. Perché essere orgogliosi significa anche prendere atto dei propri limiti, non nasconderli né a se stessi né agli altri, non vergognarsene. Ecco perché c'è un fecondo rapporto dialettico fa umiltà e orgoglio: l'umiltà consiste nel mettere a freno tutti quei nostri impulsi che ci spingono a perseguire progetti che non sono alla nostra portata. In questo senso l'orgoglio è di valido ausilio all'umiltà, perché le suggerisce quali sono le nostre capacità di cui andare fieri e quali i nostri limiti da riconoscere, e non da occultare, vergognandosene.

È importante soprattutto sottolineare che magnanimità e orgoglio non sono affatto virtù riservate a pochi eletti. Anzi sono atteggiamenti che tutti assumeremmo spontaneamente, se non subissimo la pressione delle aspettative che ci vengono letteralmente rovesciate addosso; oggi soprattutto quella di diventare famosi, di emergere, di conquistare la famigerata "visibilità". Appunto il culto dilagante di questo vero e proprio idolo del nostro tempo rende urgente e indispensabile ritornare alla pratica delle altre due virtù che abbiamo citato: il pudore e la timidezza.

Il pudore è il custode di quel mistero che noi siamo; è il baluardo interiore che ci preserva dallo sguardo reificante degli altri, che ci rende cosa fra le cose. Il pudore è il sentimento di colui che, con un atto di rivolta, rivendica a viva voce: "Io sono più del mio corpo, molto più degli oggetti che possiedo, non sono una merce da esibire". Purtroppo oggi il pudore è addirittura perseguitato, perché scambiato con l'insincerità, l'insicurezza, il nascondimento. Infatti, in un mondo dove tutto deve essere visibile, per essere più facilmente controllato e manipolato, nulla deve sfuggire, neppure l'ineffabile che abita il fondo dell'anima.

Il pudore si colloca esattamente agli antipodi di quelle numerose e repellenti trasmissioni televisive in cui viene esibito tutto ciò che è più intimo: amori, rancori, desideri. Queste impudiche esibizioni davanti a milioni di persone non sono soltanto repellenti ma anche devastanti, poiché lacerano la stoffa stessa di cui è fatta la vita. Purtroppo la spettacolarizzazione dei sentimenti si spiega facilmente, sulla base del contesto tecnologico in cui viviamo. Si pensa che il valore di un uomo dipenda solo dall'ostentazione delle sue capacità; e dunque chi non ha capacità da esibire è indotto ad esibire la propria intimità. Questa spettacolarizzazione risponde per altro a una diffusa e morbosa curiosità, che compensa la povertà di idee e un sempre più inquietante analfabetismo emotivo. Per non parlare poi dell'aspetto più spregevole di questa curiosità morbosa e dell'indegno uso strumentale che ne fanno i media: la spettacolarizzazione delle tragedie personali e familiari, dei delitti, delle morti misteriose.

Basti pensare ad alcuni episodi di cronaca, dal delitto di Erba a quello di Perugia; e in particolare è scandalosa la speculazione mediatica sulle tragedie di cui sono vittime i bambini, da Cogne a Gravina. Ormai non si sbatte più il mostro in prima pagina, ma lo si presenta come il personaggio di una fiction televisiva, quasi come se fosse un nostro amico o parente, con tratti familiari, chiamandolo per nome, e scandagliando persino gli aspetti più intimi della sua vita. In uno scenario come questo il pudore è davvero perseguitato, anzi radicalmente negato.

La stessa sorte, o forse anche peggiore, tocca alla timidezza. Purtroppo oggi si impone chi riesce ad avere ragione sulla base della propria aggressività, per la qua-

6

lità delle sue urla e non per l'esposizione pacata, tollerante, rispettosa, di idee e progetti autentici. Occorre davvero un elogio della timidezza, intesa come essenzialità, contro lo strepitio del mondo, come capacità di ascolto, di pausa, di delicatezza, di pudore. La timidezza è l'arte di saper indugiare, soffermarsi sulle cose, non inghiottirle voracemente e oltrepassarle; ma anche di saper prendere congedo dall'iperattivismo aggressivo, dal palcoscenico, dalle luci della ribalta, dalla competizione esasperata. Insomma la timidezza è capacità di essere schivi – che non vuol dire schivare la vita – di saper stare in alcuni momenti in disparte – che non vuol dire appartarsi dalla vita. Questi concetti sono bene espressi in un bellissimo libro di Duccio Demetrio, *La vita schiva. Il sentimento e le virtù della timidezza* (2007).

In un mondo vorace e aggressivo come il nostro, la timidezza non solo è rara e difficile, ma da molti viene addirittura vista come una patologia che può causare difficoltà reali. Un esempio banale: spesso al banco del bar, tutti passano davanti, strillando e sgomitando, a chi si comporta educatamente, senza prevaricare. Questa considerazione apre un discorso molto complesso su che cosa sia la timidezza. Essere timidi non significa subire l'aggressività degli altri; la timidezza è una forma di rispetto verso il mondo e il tu che ci sta di fronte. Tuttavia non esclude affatto l'orgoglio o – detto in altri termini – il timido autentico è colui che, di fronte alle prepotenze degli altri, difende in modo non violento le proprie capacità. E lo fa senza arrossire. Chi non opera in questo modo non è un timido autentico, ma un vigliacco.

6.3
Dal sorriso istituzionale alla capacità di arrossire

La perdita della relazione umana (spontanea, reciproca, simbolica) è il fatto fondamentale delle nostre società. È su questa base che si assiste alla reiniezione sistematica di relazione umana – sotto forma di segni – nel circuito sociale e al consumo di questa relazione significata, di questo calore umano significato. L'hostess accompagnatrice, l'assistente sociale, l'ingegnere in relazioni pubbliche, la pin-up pubblicitaria, tutti questi apostoli funzionari hanno per missione secolare la gratificazione, la lubrificazione dei rapporti sociali attraverso il sorriso istituzionale. Dappertutto si vede la pubblicità imitare i modi della comunicazione privata, intima, personale. La pubblicità si sforza di parlare alla casalinga col linguaggio della casalinga di fronte, al dirigente e alla segretaria come il suo principale o il suo collega, a ciascuno di noi come un nostro amico, come il nostro Super-io, o come una voce interiore al modo della confessione. La pubblicità produce così intimità là dove non ce n'è, tra gli uomini, tra questi ultimi e i prodotti, secondo un vero processo di simulazione.

Queste riflessioni di Jean Baudrillard, tratte da *La società dei consumi* (2008), conservano ancora una straordinaria freschezza: non a caso l'opera di Baudrillard, uno dei filosofi e sociologi più influenti del nostro tempo, si impone a tutto tondo come ineludibile punto di riferimento per i molteplici studi sul consumo mediatico che si sono succeduti in questi decenni.

Il Nostro, come si evince dal passo che abbiamo letto, sottolinea come la mancanza di autenticità nelle relazioni umane rinvii alla forza dirompente della pubblicità che, in una società incapace di produrre simboli e articolare discorsi di senso alternativi a quelli efficientistici e produttivistici, eroga intimità a dosi massicce là ove in realtà ci sono solo sorrisi istituzionali o di facciata.

Non solo, la civiltà dei consumi, veicolata dagli apparati pubblicitari, omologa i vissuti, anestetizza le coscienze, annacqua l'ideazione all'insegna di un'unica grammatica di vita: essere sempre efficienti, funzionali al mercato, sorridenti, in perfetta forma fisica ed *emotivamente disinibiti*, ovvero spudorati, poiché il pudore è diventato sinonimo di insincerità, insicurezza esistenziale.

In altri termini, si è persa la capacità di arrossire, il diritto di essere timidi!

Eppure, come sottolinea con assoluta trasparenza proprio il già menzionato Duccio Demetrio (2007):

I timidi, specie quelli quasi felici o che lo sono stati o che lo sono perché si sono accontentati, in sincera gratitudine pur non sapendo a chi mai esprimerla, sono più preparati a uscire dai diversi palchi dell'esistenza in quanto non vi hanno mai creduto. Non pensano che i successi conseguiti siano stati poi così importanti. Sono più preparati, perché vanno incontro al congedo almeno con un pensiero diuturno. Sono più avvezzi ad avere una vita meno grama e meno perseguitata dal demone della sconfitta personale. Non tale in ogni caso però da generare quella contentezza satolla e quella sicumera che, se riempie di sé tutta una vita, non predispone certo a intraprendere una strada schiva. Tanto meno, quando lo si deve, e si dovrebbero accettare di lasciare ad altri la scena guardando a come cambiare i propri giorni.

Purtroppo la pacatezza, la sincera volontà di tenersi in disparte, il riserbo, la disponibilità ad arrossire – in una parola la timidezza! – appaiono decisamente desuete in un'epoca in cui il benessere si identifica sempre di più con la volontà di potenza, la capacità di farsi largo, la spudoratezza, scambiata inautenticamente per sincerità, l'aggressività verbale e fisica.

Educhiamo da subito i nostri giovani alla competitività esasperata, a non arrossire mai, a interpretare il silenzio solo come strutturale incapacità di calcare il palcoscenico della vita come protagonisti.

Di qui, allora, la necessità etica ed esistenziale di recuperare la dimensione schiva dell'anima, che non significa evitare, schivare la vita in "carne ed ossa", farsi da parte per vigliaccheria o per misconoscimento delle proprie abilità esistenziali, bensì saper rinominare il mondo all'insegna del pudore, della "giusta misura", del farsi spazio per l'altro, del riconoscimento delle terre sacrali, misteriose e, quindi, indicibili dell'anima.

Saper arrossire significa recuperare uno dei sentimenti più caldi e originari del nostro stare al mondo; a maggior ragione in un orizzonte relazionale come il nostro, dove i sentimenti sono improntati al più gretto conformismo o sono gestiti in maniera quasi manageriale, a seconda del contesto specifico e dell'utile immediato.

I timidi, inoltre, rammentano in ogni momento anche ai più coraggiosi di noi i limiti costitutivi che da sempre ci abitano, soprattutto in una società ove la sicurez-za virilmente esibita è non di rado una maschera tragica, deformante, finalizzata a celare biografie e vissuti insicuri, fragili, angosciati.

Insomma, il timido ci insegna a prendere consapevolezza della contingenza, della finitezza strutturale al nostro vivere e a reimparare l'arte del *sentire*, del pro-vare e comunicare sentimenti autentici e non di celluloide.

La timidezza, allora, si pone come il vero antidoto alla gestione utilitaristica, funzionale al proprio tornaconto di emozioni e sentimenti, che ha finito per produr-re *l'uomo indifferente* dei nostri tempi.

Leggiamo, a questo proposito, una puntuale riflessione conclusiva di Adriano Zamperini, tratta dal suo *L'indifferenza* (2007):

> Il fenomeno dell'indifferenza ben coglie il respiro della contemporaneità: l'apnea. Un trattenere il respiro per meglio adattarsi alla realtà sociale - la nostra realtà socia-le. Assumere passivamente il solo sentire che l'istituzione e il contesto propongono e impongono. Accettare la sua grammatica e il relativo vocabolario per assegnare alle emozioni i loro oggetti pertinenti. Imparare a emozionarsi con distacco, e cosa signifchi tale vissuto, in un particolare momento storico-sociale, dentro quei luoghi dove è ritenuto utile e desiderabile. Insomma, una riduzione degli individui a ruoli. E una messa tra parentesi della persona.

Parlando della timidezza, come delle altre virtù sopra menzionate e oggi tutt'al-tro che popolari, abbiamo messo a fuoco il profilo di una persona che vive in modo davvero umano. Tuttavia, anche se riusciamo ad avvicinarci a questo affascinante modello di equilibrio, di saggezza, di serenità, rimane di fronte a tutti noi, come già accennavamo, il motivo di turbamento più profondo ed ineludibile: comunque, si invecchia e si muore. Il problema è come accettare questa realtà.

6.4
Per una vecchiaia carica di dignità

Va anzitutto sottolineato un paradosso: tutti vogliono vivere a lungo, ma nessuno vuole invecchiare. Eppure, come affermava Chateaubriand, "la vecchiaia non deve essere un peso, ma una dignità". Questa bella affermazione non cancella tuttavia la paura, per non dire l'angoscia, che molti di noi provano all'avvicinarsi, peraltro inevitabile, della vecchiaia. Anche se c'è chi la vede soprattutto come la liberazio-ne, finalmente, dai doveri del ruolo produttivo o riproduttivo imposto a tutti noi nel-l'età giovanile e matura, come il tempo in cui non dovremmo più subire pressanti richieste di prestazioni.

Invecchia male chi concepisce la vecchiaia come l'età del rimpianto a oltranza per tutto quello che non possiamo più fare e del pentimento per tutto quel che abbiamo fatto o non fatto. La vecchiaia può essere invece un momento vitale di riconoscimento del limite che da sempre ci abita, corroborato, però, dall'entusiasmo per tutta quella preziosa trama di progetti, quella feconda rete di significati e di idee con cui rinominare il mondo, che arricchisce davvero un'esistenza in gran parte vissuta. Naturalmente questo entusiasmo non si manifesta all'insegna di un patetico giovanilismo, ma si fonda su una calda e responsabile presa di coscienza di una fase della vita ineludibile, ma non per questo meno appagante.

Abbiamo infatti già sottolineato che, quando diventiamo vecchi, ci viene sottratto il tempo produttivo, cioè quello lavorativo; ma rimane così a nostra disposizione molto più tempo per goderci la bellezza della natura, i semplici piaceri quotidiani di una vita non più scandita dai ritmi incalzanti della produzione. Soprattutto abbiamo finalmente la possibilità di scegliere come impiegare il nostro tempo; possiamo decidere liberamente se dedicarlo a noi stessi o agli altri. Possiamo usarlo per soddisfare le nostre curiosità, persino qualche capriccio, per fare esperienze nuove e diverse, per leggere, scrivere, dialogare con ogni forma d'esistenza che possa arricchirci o che possiamo contribuire a rendere migliore.

E poi abbiamo la possibilità di dedicarci ad una missione oggi quanto mai decisiva sul piano etico-esistenziale: allenare i giovani alla pazienza, espressiva di un pensiero prospettico, aperto al progetto, alla sua lenta e meditata costruzione; che è il contrario dell'ideazione tecnologica mordi e fuggi. Il vecchio può davvero configurarsi ed essere vissuto come archivio ambulante di un sapere germinato da tutta una vita, memoria carnale contro la memoria robotica della tecnica. Non è un caso che alcune persone, invecchiando, scoprano, soprattutto nei più giovani, un inaspettato interesse per alcuni episodi della loro vita.

Ma c'è un'altra esperienza sorprendente nella vecchiaia, di segno diverso se non contrario. Molti, per non dire tutti, arrivati magari a settant'anni, si meravigliano di essere diventati così vecchi; perché si rendono conto di non essere cambiati in profondità, di guardare sempre il mondo con gli stessi occhi di quando erano bambini.

È un punto questo che Schopenhauer, in *L'arte di invecchiare*, coglie in modo emblematico. Infatti scrive:

> Per quanto vecchi si diventi, dentro di sé ci si sente comunque in tutto e per tutto gli stessi di un tempo, quando si era giovani, anzi bambini. Ciò che rimane immutato e sempre identico, e non invecchia col passare degli anni, è appunto il nucleo della nostra essenza, che non sta nel tempo, e proprio per questo è indistruttibile.

Sappiamo tutti quanto sia mutevole la nostra esperienza del tempo, a cominciare dal fatto ovvio che alcune ore ci appaiono lunghissime ed altre brevissime. A volte avvertiamo gli anni del nostro passato come un abisso profondo che ci separa da ciò che siamo stati, mentre a volte sembrano quasi sparire, come se nulla fosse cambiato. Ma una cosa è certa: nella vecchiaia, quel che cambia di più nella nostra vita è proprio il rapporto col tempo.

Occorre, nella vecchiaia, un lavoro di distillazione del tempo: dobbiamo imparare a gustare con lentezza, con sobrietà, con ricercata pazienza, i momenti puri, essenziali del vivere; in modo da non pietrificare la nostra vita in un presente rassegnato, chiuso al futuro dove, per dirla con Camus, "alla passione subentra la compassione", cioè la inautentica commiserazione per se stessi. Il ripiegamento su se

6

stessi, la chiusura nel rimpianto di quel che non si è più, rende la vecchiaia insopportabile a se stessi e agli altri.

Ma in verità c'è chi vive l'età più tarda in modo completamente diverso. Ci sono persone che, più invecchiano, più pensano al futuro. Non avendo più la necessità di progettare scelte personali fondamentali, a cominciare da quelle relative al proprio ruolo lavorativo, si preoccupano sempre di più del futuro dei giovani. Non è strano, perché nella vecchiaia contano ancora di più i progetti a lungo termine. L'uomo è infatti per sua natura un essere progettante: iscrive cioè nello spazio-tempo idee e azioni.

Nietzsche giustamente sottolinea come il volere necessiti sempre di una meta e, quando questa viene a mancare, si preferisce il nulla al non volere. Quando la potenza d'essere viene meno, l'uomo preferisce annullarsi, inabissarsi nella depressione, piuttosto che rinunciare alla volontà di essere e agire. Invece, quando questa potenza d'essere si manifesta, soprattutto nella vecchiaia, ecco emergere una straordinaria sovrabbondanza di energia, da riversare in ogni interstizio del mondo. Questa è la vecchiaia, non quella accantonata, perché spolpata dagli anni e quindi non più funzionale al mercato, o quella mascherata dagli eccessi del bisturi; che è ben altro dai legittimi interventi della medicina, necessari per correggere patologie o reali deformità estetiche.

Su questo punto è importante distinguere. Sono senz'altro da condannare gli eccessi: è addirittura patetico, e lo vediamo tutti i giorni, il vecchio che fa di tutto per non dimostrare la sua età. Ci sono però situazioni molto diverse: in realtà a volte l'età biologica non corrisponde all'età anagrafica. È una questione genetica: le diverse parti del nostro corpo possono avere tempi diversi di invecchiamento. Se si tratta del cuore o delle arterie, nessuno ha dubbi sulla necessità di intervenire; ma è altrettanto giusto aiutare, per esempio, un giovane che, a trent'anni, ha già le rughe di un cinquantenne.

Date per scontate queste precisazioni, noi vediamo, da una parte, gli eccessi, i vani tentativi del vecchio che vorrebbe negare la realtà della propria decadenza fisica, naturale ed inevitabile; dall'altra parte, il vecchio saggio e generoso che, accettando la propria condizione, si appassiona al futuro degli altri. Purtroppo però questo secondo modo di concepire e di vivere la vecchiaia è in netto contrasto con la cultura oggi dominante. La vecchiaia moderna non è più memoria, trasmissione di un sapere comunitario, poiché la memoria è stata affidata al computer, il cui uso, con la connessa conoscenza, è custodito dalle giovani generazioni. Ma – ricorda Salvatore Natoli – il vecchio (in greco: *geron*) non è nemmeno più oggetto di venerazione, venerando (in greco: *geraros*), poiché la vita si è allungata e l'invecchiare non si configura più come segno di eccellenza, di distinzione, di assoluto privilegio, espressivi di uno spazio sociale quasi sacro, ma come visibile icona della morte, sua anticipazione carnale.

Questo avviene perché il vecchio non è più riconosciuto come essere progettante, ma è visto come segno del declino della vita, che angoscia chi è nel pieno delle forze e che per questo va rimosso. Da qui i vecchi parcheggiati nelle case di cura o emarginati nei parchi delle città, come custodi dei nipotini, con i quali comunicano tramite il gesto (la carezza, il bacio, l'abbraccio...), ma non con la parola matura, con l'ideazione, da cui sgorgano progetti da condividere, fattivi contributi alla realizzazione del bene comunitario.

Poiché dunque l'invecchiamento di massa, come già abbiamo accennato, è una novità assoluta nella storia dell'umanità, un'esperienza che stiamo facendo soltanto da qualche generazione, diventa importantissimo individuare ed attuare pratiche finalizzate ad invecchiare bene, o perlomeno nel miglior modo possibile. Questo deve essere il compito di ogni frammento della nostra vita. In questo senso la *cura* dei libri, la *biblioterapia*, costituisce un farmaco davvero prezioso per sopportare i morsi del tempo e ricollocare la propria irripetibile umanità entro nuovi scenari esistenziali, non più contrassegnati dall'estasi della velocità, ma dai ritmi lenti e pensosi, nei quali assaporare tutta la ricchezza delle proprie risonanze interiori. Insomma, la vecchiaia dovrebbe essere il momento in cui la parola che si è fatta storia subentra al gesto produttivo.

Non è mai troppo tardi, per usare un'espressione frusta, per conoscere ed apprezzare anche quei piaceri dai quali molti purtroppo sono stati esclusi nella parte della loro vita dedicata al lavoro. Il grande successo dei diversi tipi di Università della Terza Età basta da solo a dimostrare che le donne, in particolare, e gli uomini meno scolarizzati accolgono e sfruttano con entusiasmo le occasioni loro offerte per accostarsi all'arte, alla letteratura, al cinema di qualità, o magari all'informatica... Un altro dei fenomeni più significativi del secolo appena finito, lo straordinario successo di pubblico degli eventi culturali come le grandi mostre, non a caso ha per protagonisti anche molti anziani. Quante teste bianche nelle lunghe code davanti alle biglietterie, anche dei teatri! Un altro esempio: la forma di socializzazione della gita con pranzo, largamente praticata da tutte le associazioni di pensionati, è quasi sempre dedicata alla visita di una città d'arte, di un museo, di una mostra... Abbiamo già accennato anche a tutte le altre attività piacevoli e creative alle quali può finalmente dedicarsi, senza l'assillo di dover conseguire risultati di qualità, chi non è più costretto a lavorare: dalla coltivazione dell'orto alla produzione di piccoli manufatti artigianali, al disegno e alla pittura, per non parlare del vastissimo campo del volontariato, terreno fertile per la coltivazioni di capacità personali prima inespresse e di nuovi rapporti interpersonali ricchi e gratificanti.

6.5
Occorre seguire una dieta sana e non punitiva

Comunque, per invecchiare bene, per evitare il rischio di ripiegarsi su se stessi e sui propri malanni, è fondamentale, prima di tutto, star bene fisicamente. Per conservare il più a lungo possibile le migliori condizioni di salute, la regola da seguire è, in sostanza, una sola, sempre la stessa; lo abbiamo già ripetuto molte volte: evitare gli eccessi, sia il troppo che il poco. Un consiglio che vale per tutto: l'alimentazione, l'esercizio fisico, lo stress. Infatti è chiaro che, con l'avanzare degli anni, diminuisce la capacità degli organi di adattarsi a tutti gli eccessi: un ragazzo può permettersi di mangiare una torta intera e poi riequilibrarsi in breve tempo; un anzia-

6

no non può farlo. E ricordiamoci che l'età biologica cambia da persona a persona; e anche nella stessa persona i diversi organi si adattano all'invecchiamento in modo diverso. Quel che conta è sapersi conoscere, ammettere i propri limiti e riuscire a mantenere un ragionevole equilibrio.

Naturalmente l'alimentazione è fondamentale, ma anche in questo campo non bisogna esagerare. Molto spesso ci viene ricordato dal nostro medico, dai consigli degli amici, dai giornali un lungo elenco di alimenti da evitare. È vero che, se si mangiano troppi dolci, o troppo formaggio, o cibi troppo salati, questo può determinare alterazioni dell'equilibrio fisico che vanno evitate, come l'eccesso di colesterolo, il rischio di diabete e di ipertensione. Ma anche qui non bisogna esagerare con le privazioni e le proibizioni: una certa permissività può diventare terapeutica. In effetti da qualche tempo, fra i medici nutrizionisti si sta riflettendo sull'aspetto negativo delle proibizioni: se sono troppe, molte persone sono tentate di trasgredire. Anche le indicazioni dietetiche che a volte vengono fornite sono troppo rigide. Perciò succede che sono seguite per un certo periodo, con buoni risultati, ma è difficilissimo che vengano portate avanti. È consigliabile invece una dieta sana che non sia punitiva; questa ci viene suggerita dalla nutriceutica, che si è molto affermata negli ultimi due anni. Come si capisce dalla parola stessa, si tratta dell'individuazione di alcuni alimenti che hanno anche effetti farmacologici positivi. L'alimento cioè non viene più visto soltanto come fonte di calorie, grassi e proteine, ma viene valorizzato per i suoi possibili effetti farmacologici. È interessante rilevare che alcuni di questi alimenti sono proprio fra quelli che abbiamo sempre escluso dalle diete, come per esempio il cioccolato, il vino rosso, o la salsa di pomodoro. Insomma i nutrizionisti ora ci consigliano di mangiare cose buone, che ci sono sempre piaciute; naturalmente con moderazione.

È logico che non dovremo dimenticarci di consumare una quantità limitata di quegli alimenti che hanno un più alto contenuto calorico, come il cioccolato. Ma ci si sta rendendo conto che la scelta di proporre, in positivo, un elenco di cibi, oltretutto piacevoli, all'interno dei quali scegliere, ha un effetto molto migliore dell'elenco delle proibizioni.

Ecco qui dunque un bell'elenco di prodotti che ci piacciono, fra cui scegliere: cioccolato fondente, frutta disidratata (prugne, albicocche, mele...) noci, nocciole, anacardi, vino rosso, ricotta, tè, spremuta di agrumi, tutto il pesce, latte con omega tre, latte con calcio, yogurt, carpaccio di pesce spada, salmone, concentrato di pomodoro, farinata di ceci, rucola, gelato di soia, pomodori secchi, aceto, sottaceti, origano, basilico, soprattutto fresco, erbe aromatiche. Naturalmente, come già sottolineato, non bisogna esagerare: va tenuto conto del fatto che alcuni di questi alimenti, come per esempio la frutta secca, hanno un alto contenuto calorico. Per i più calorici, vengono indicati dei livelli massimi di permissività. Ad esempio: 40 grammi al giorno di cioccolato fondente, tre noci, due bicchieri di vino rosso; naturalmente senza pretendere che lo bevano anche gli astemi. A questi poi si possono liberamente aggiungere tutti gli alimenti che male non fanno.

Si può così arrivare a proporre una sorta di dieta tipo da seguire, più meno, per tutta la vita. Un esempio di piano alimentare ricco in nutriceutici, non certo dimagrante, ma equilibrato, che comprende anche alcuni cibi (considerati normalmente trasgressivi ma che, in quantità moderata, hanno effetti positivi sulla salute) è riportato in Appendice.

6.6
Non si può occultare la morte

Comunque, anche se riusciamo a mantenerci in buona forma fisica ed a vivere serenamente l'ultima stagione della vita, che può essere molto ricca, rimane il fatto che, nella vecchiaia, non possiamo più evitare di guardare in faccia la morte, che ci è sempre più vicina. Aiutarci ad affrontare questa realtà è il compito più vero e nello stesso tempo più arduo del discorso filosofico: la morte si impone come la nostra condizione più propria, ovvero come la nostra possibilità più autentica, nel senso che è l'unica possibilità-progetto che si realizzerà certamente.

Passare da questa constatazione di fatto, da questa condizione strutturale dell'uomo, alla sua accettazione implica un percorso interiore *abissale*. La filosofia, anch'essa mortale, purtroppo non offre soluzioni pronte all'uso, cerca semmai di reperire un possibile senso della morte; soprattutto oggi, in una civiltà che ha con la morte un rapporto ambivalente. Sempre all'insegna dell'ambivalenza del moderno, di cui abbiamo parlato a più riprese, oggi la morte viene o spettacolarizzata – e quindi deprivata di senso, banalizzata, de-tragicizzata – oppure occultata, poiché appare la somma contraddizione dell'efficienza perpetua che ci è da più parti promessa.

Ha ragione Piero Melograni, in *La modernità e i suoi nemici* (2000), quando osserva che nei necrologi si evita l'uso del verbo "morire", sostituendolo con eufemismi quali: "trapasso", "decesso", "perdita", "dipartita", "scomparsa", "andarsene", "ci ha lasciati". Ma nella vecchiaia occultare la morte non è più possibile, anche se vediamo molti che si sforzano di rimuoverla. La questione diventa perciò quale atteggiamento assumere nei confronti della vecchiaia, riconosciuta come avvicinamento alla morte, per non essere sopraffatti dall'angoscia.

Sul piano esistenziale, occorre fare una premessa: non si può mai sperimentare la morte di un altro ma, al limite, si può soltanto stargli vicino. A maggior ragione, proprio perché la vecchiaia è progressivo e inoccultabile movimento verso la morte, dobbiamo aprirci nel segno del dono e della riconoscenza nei confronti di ogni vecchio, ovvero essere partecipi della sua finitezza, che è poi anche la nostra. Anziché nascondere o evitare i vecchi, dobbiamo dunque essere loro riconoscenti, perché ci aiutano a considerare umano, e perciò accettabile, ciò che ci atterrisce. Quando poi il vecchio si trova di fronte alla più angosciate delle prospettive, quella della propria personale morte, ormai non più lontana, gli rimane soltanto la consolazione di pensare: se sono invecchiato, vuol dire che la mia vita l'ho fatta, con tanti errori, dolori, fatiche, ma anche con tante cose belle. E adesso tocca agli altri cercare di vivere meglio di me.

Tuttavia anche questo approccio, sicuramente nobile, non cancella l'angoscia nei confronti della morte. L'angoscia è altro rispetto alla paura; quest'ultima riguarda ciò che è determinato, dal treno che potrebbe travolgermi, se traverso incautamente il passaggio a livello chiuso, al rapinatore con la pistola puntata contro di me. L'angoscia

invece è *sentimento del puro possibile*, ovvero è una possibilità sfumata, indeterminata: della morte infatti non conosco *né il volto né l'ora*. Quindi non è affatto biasime-
vole angosciarci per la morte, è un atteggiamento umano, assolutamente umano. Con
questa angoscia dobbiamo perciò abituarci a convivere; diventa così naturale essere
solidali con l'angoscia degli altri. Ricoeur parlava di *souffrance*, termine di difficile
traduzione, che potremmo esplicitare così: nella misura in cui riconosco la morte come
mia condizione naturale, riconosco anche quella degli altri. Da qui germina quella solidarietà tra gli uomini che non cancella, ma rende forse meno spaventosa, più umana la
sofferenza e più *naturale* quell'implosione di ogni significato con cui abitiamo il
mondo, che è la morte. Questo concetto è espresso con grande efficacia ne "I sepolcri"
dove il Foscolo parla appunto del "sospiro che dal tumulo a noi manda natura": una
bella metafora per alludere alla radice più autentica del legame solidale che unisce tutta
l'umanità, la consapevolezza della comune fragilità. Ecco perché occorrerebbe davvero una forma di ritegno nella relazione con l'altro e con la natura.

6.7
Il ritegno e la temperanza nel rapporto tra uomo e natura

L'uomo d'oggi deve essere richiamato a contenere entro giusti limiti l'espansione
della propria potenza, in modo da preservare, senza usurarla, la già precaria bellezza della natura.

È questo l'invito di Michel Serres, filosofo e storico della scienza, che ha saputo sviluppare in maniera davvero feconda le dinamiche scientifiche, ecologiche, etiche e politiche connesse all'interazione tra uomo e natura.

Serres affronta – nei suoi due capolavori: *Il contratto naturale* (1991) e *Il mantello di Arlecchino. "Il terzo-istruito": l'educazione dell'era futura* (1992) – alcuni temi cruciali della nostra epoca.

Mi riferisco, in particolare, alla dialettica tra dimensione ecologica ed etico-
politica e alla necessità di un contratto naturale tra uomo e natura, dove quest'ultima diventi "soggetto di diritto" e non solo spazio da dominare, da manipolare senza
temperanza alcuna.

Serres insiste anche sulla necessità di una fruttuosa simbiosi teorica e pratica tra
scienza e filosofia, su una profonda interazione etica ed esistenziale tra uomo e
natura, sull'urgenza, anzi sull'ingiunzione, della riscoperta di valori essenziali
come il pudore, il ritegno, la moderazione nei confronti degli spazi vitali e, soprattutto, sul rispetto degli equilibri fisici custoditi dalla natura, secondo i modelli greci
della temperanza, della saggezza, declinati da Serres con un'espressione davvero
icastica: "ragione ragionevole".

Ma leggiamo due passi particolarmente significativi del Nostro:

> Ritorno alla natura quindi! Il che significa aggiungere al contratto esclusivamente socia-
> le la stipulazione di un contratto naturale di simbiosi e di reciprocità in cui il nostro rap-
> porto con le cose lascerebbe dominio e proprietà per l'ascolto ammirativo, la reciproci-

tà, la contemplazione e il rispetto, in cui la conoscenza non presupporrebbe più la proprietà, né l'azione il dominio, e l'una e l'altra non presupporrebbero i loro risultati o condizioni stercorarie. Contratto d'armistizio nella guerra oggettiva, contratto di simbiosi: il simbionte ammette il diritto dell'ospite, mentre il parassita - nostro status attuale - condanna a morte colui che saccheggia e abita senza rendersi conto che a termine condanna se stesso a scomparire. Il parassita prende tutto e non dà nulla; l'ospite dà tutto e non prende nulla. Il diritto di dominio e di proprietà si riduce al parassitismo. Il diritto di simbiosi si definisce invece per reciprocità: tanto la natura dà all'uomo, tanto il secondo deve rendere alla prima, divenuta soggetto di diritto.

(*Il contratto naturale*)

E ancora:

Il pensiero ha inizio quando il desiderio di sapere si purifica di ogni impulso al dominio. Alleviamo i nostri bambini nella vergogna della ragione, affinché ne provino pudore. Cerchiamo di capire, secondo ragione, cos'è la proporzione: essa misura la quantità o il volume di un elemento mischiato in una soluzione. Quanta acqua in questo vino puro? Nome che si assegna anche al coefficiente di propagazione in una sequenza o serie, la ragione è rivestita di proporzione. L'una non può stare senza l'altra; ora, non esiste ragione, né proporzione, senza miscela; la ragione ragionevole riderà dunque della ragione pura come si può ridere di un ossimoro, tanto essa si immerge nei corpi mischiati, tanto ci insegna che tutto non è, e di gran lunga, sempre e ovunque secondo ciò che essa calcola. Come averne un'idea espansiva e unitaria, che la renderebbe una follia, tutto il contrario dunque di una proporzione?

(*Il mantello di Arlecchino...*)

Ci sembra che, in estrema sintesi, il messaggio di fondo di Serres si possa, allora, così fissare:

1. scienza e filosofia devono operare secondo un'unità di intenti finalizzata non all'occupazione dello spazio-mondo, ma alla sua rispettosa custodia, preservando la fragile bellezza che dalla natura si riverbera sull'arte, sulla scienza, sulla cultura in genere, e, da queste ultime, ritorna, impreziosendola e arricchendola, alla natura stessa;

2. occorre riacquistare a tutto tondo il concetto di saggezza, espressivo di una filosofia finalizzata alla creazione e non alla volontà di potenza, alla temperanza e non all'usura della terra;

3. in questo modo il "ritegno", con cui ha inizio l'umanità, diventa la molla dialettica per la creazione di un'autentica filosofia politica capace di sostituire alla ricchezza di pochi un'uguaglianza fondata sulla "giusta misura", cioè senza eccessi, senza sprechi, senza consumi ad oltranza, consapevole dell'ineludibile limitatezza delle nostre risorse, da ripartire con una più equa e vissuta coscienza morale tra tutti gli esseri umani.

Il "ritegno", in questo contesto, si delinea come un sapersi arrestare, come un contenersi, e, soprattutto, come una suprema forma di riserbo, quasi di "vergogna" di fronte alla natura e alle sue risorse.

6

In conclusione, ecco ancora Serres:

Noi pianifichiamo il mondo per noi soli, animali ormai esclusivamente politici, inesorabili vincitori della lotta per la sopravvivenza, chiusi per sempre nella città costruita illimitatamente, coestensiva al pianeta: chi può oramai uscire dalla cittadella d'affari chiamata Giappone o dalla serra detta Olanda? Catastrofe: quando le serre copriranno la terra. In mezzo alle pietre e al vetro, gli uomini non avranno più che vetro e pietre sotto di loro, per costruire, e, di fronte a loro, per vivere, in un mondo alla fine vetrificato, sottomessi alla loro sola legge. Vivendo di relazioni, non nutrendosi che dei loro propri legami, votati insomma alla politica e a essa sola, soli, lunghe liane disposte in reti intrecciate di comunicazione, grandi colonie di formiche agitate, lucertole a miliardi. La specie uomo vince, regnerà, non diffida di se stessa, non ha ritegno, non risparmia né la sua potenza, né la sua scienza, né la sua politica. L'umanità deve imparare questo ritegno, pudore e vergogna; la sua lingua deve imparare la litote; la sua scienza deve imparare il riserbo. Perseverare senza sosta nel proprio essere o nella propria potenza è una caratteristica della fisica dell'inerte e dell'istinto delle bestie.
Indubbiamente l'umanità ha inizio con il ritegno.
(*Il mantello di Arlecchino...*)

Nota conclusiva

Giunti alla fine di questo percorso divagante, che ci ha condotto ad affrontare questioni apparentemente disparate, viene spontaneo chiedersi come mai, cominciando a riflettere sull'ossessione della linea perfetta, abbiamo finito col tracciare una sorta di catalogo dei mali della nostra società. In realtà non è affatto strano: l'ossessione del corpo perfettamente scolpito è una sorta di epifenomeno, cioè una manifestazione accidentale, secondaria, sia pure tragica per alcune persone, di quel fenomeno ben più rilevante che è la crisi dell'uomo totale, il quale, per dirla con Ionesco, "gira intorno, in quella sua gabbia che è il pianeta, perché ha dimenticato che si può guardare il cielo".

Guardare il cielo significa vivere bene, cioè non finalizzare la nostra esistenza alla manipolazione delle cose e delle coscienze, al possesso del mondo, al godimento a oltranza, al feticismo delle merci, all'indifferenza nei confronti della felicità o infelicità degli altri. In termini positivi, si può dire che vivere bene significa recuperare la dimensione curativa dell'anima, che è poi la via privilegiata al dialogo, alla dialettica intersoggettiva nel segno dell'amore e del riconoscimento, poiché non esistono anime eteree, ma sempre incarnate nel "qui e ora".

Insomma, siamo un *fascio di relazioni* nelle quali portare tutto ciò che promuove la vita, a costo di piegare con viva sofferenza la nostra volontà, quando è assente la naturale simpatia, all'altro e al suo mondo.

Infine, lasciateci dire quella che può sembrare una banalità! Siamo partiti da un paradosso ed approdiamo ad un altro paradosso: mentre gran parte dell'umanità soffre la fame, la parte in cui ci troviamo noi, che è esposta ai rischi dell'obesità, per evitarli viene indirizzata verso consumi sempre più sofisticati e costosi, mentre il rimedio vero sarebbe uno stile di vita più sobrio. Basterebbe mangiare meno e muoversi di più, una scelta che non ha costi economici, che non comporta sprechi, anzi ci farebbe risparmiare. Forse non passa perché non procura profitto a nessuno.

Appendice
La bellezza e la "forma" corporea:
volontà, desiderio, fantasia, realtà

L'ideale di bellezza ha subito continui mutamenti nella storia dell'uomo, legati all'evoluzione culturale, con costante presenza di immagini contrastanti e spesso di segno opposto. È, infatti, un'illusione pensare di ottenere un criterio di bellezza riconosciuto in maniera universale, esso inevitabilmente è sempre mutato nel corso dei tempi.

Gli egizi davano molta importanza alla cura del proprio corpo, usavano molto i cosmetici allora conosciuti, erano abili nel far risaltare gli occhi sottolineando ciglia e sopracciglia, usavano l'henné per dipingere le unghie di mani e piedi. Nelle rappresentazioni giunte fino a noi, le curve tipiche femminili, seno e fianchi, sono ben disegnate indice del ruolo della maternità che le donne avevano in quella società. Non si evidenziavano comunque rigidi canoni di bellezza.

Nella Grecia tra il XII e l'VIII secolo a.C. la bellezza consiste nell'armonioso accordo tra le parti e il tutto, un corpo è bello quando ogni sua parte ha una dimensione proporzionata alla figura intera. La carnagione delle donne è apprezzata solo se di un pallore estremo.

Nel I secolo dopo Cristo, Vitruvio scrive "la natura ha composto il corpo umano in modo tale che il viso dal mento all'alto della fronte e alle più basse radici dei capelli fosse la decima parte del corpo [...], la terza parte del viso, considerata in altezza, è dal mento alla base delle narici; un'altra terza parte è costituita dal naso stesso considerato dalla base delle narici al punto d'incontro delle sopracciglia e la terza parte va da lì alla radice dei capelli". Nell'antica Roma, la matrona dell'impero è opulenta nelle forme, carica di trucco e di gioielli, vestita in modo ricco e sfarzoso in modo da rappresentare anche la ricca e sfarzosa Roma imperiale, ciò era uno status symbol.

Nel medioevo, dopo la caduta dell'impero Romano, le invasioni dei popoli dell'Europa nord orientale e lo sconvolgente mutamento culturale che seguì, resero superfluo tutto ciò che non era un bisogno primario. Il processo di cristianizzazione coincide con il trionfo del pudore e dell'austerità, si condannano bagni e belletti. L'invasione dei barbari crea un clima di paura e incertezza che lascia poco spazio alla cura del corpo e dell'aspetto, inoltre ogni mondanità è considerata peccato. Solo la bellezza virginale era ammessa perché bellezza pura e casta, l'uomo doveva scegliere la sua sposa tra le giovani vergini. In effetti, questa concezione dell'epoca si rispecchia nei canoni di bellezza, il corpo doveva essere acerbo ed esile per dimostrare la casta immaturità di bambina, le ragazze dovevano sposarsi appena adolescenti, quando il seno era appena abbozzato. Con le conquiste dei popoli nordici, si affermano caratteristiche fisiche quali carnagione chiara, capelli biondi, occhi azzurri tipiche di normanni e svevi.

Durante il rinascimento, con la nuova apertura culturale, la bellezza femminile viene rivalutata, il corpo femminile comincia sempre più a mostrarsi.

Certo, la Venere di Giorgione o di Tiziano non avevano lo scopo recondito di promuovere la vendita degli abiti di taglia larga! Attualmente invece non è più l'arte che noi consideravamo alta a proporre l'immagine della donna bella: oggi sono i media che propongono misure diverse, finalizzate ad indirizzare verso una certa foggia di abiti e naturalmente a promuovere la diet industry (cibi dietetici, palestra, massaggi, interventi sulla cellulite, fino alla liposuzione), che si potrebbe definire, se non ben controllate, il "mercato della ciarlatanerie". Ultimamente fa molto presa tra le donne la figura della modella che è altissima, magrissima, eterea, ecc., anche se ciò non riscuote molto successo in tanti uomini. Le donne si identificano molto spesso con il modello che le riviste patinate e i media forniscono.

Come abbiamo visto, i canoni estetici variano con il passare del tempo, può essere difficile quindi definire cosa rende bello il corpo di una donna. La bellezza può essere un concetto astratto e molto personale, difficile quindi da valutare in modo oggettivo. Un tempo le donne che incarnavano l'ideale di armonia e di bellezza avevano forme morbide e abbondanti, al giorno d'oggi, invece, sono preferite le donne alte, slanciate, con gambe lunghe, con spalle larghe e vita stretta.

Se questi sono i "canoni" ideali che si muovono entro una fascia di "normalità di peso corporeo", per i quali non esiste una "terapia dietetica codificata", ma una serie di consigli ottimali, dall'altro lato non possiamo trascurare il 50% ed oltre della nostra popolazione che viene a trovarsi, spesso senza accorgersi, nella fascia "a rischio" dei soggetti in sovrappeso od obesi.

Il semplice sovrappeso è una condizione differente dall'obesità. L'obesità è una patologia cronica, mentre il sovrappeso viene considerato una condizione "naturale" della società dei consumi, anche se è provato che anch'esso comporta una ridotta aspettativa di vita. È ormai un dato certo: l'obesità (ed anche il sovrappeso) pregiudica la qualità e la quantità della vita. L'eccesso di peso influenza inoltre in modo negativo la percezione dello stato di salute fisica e può compromettere il livello di autostima e di accettazione della propria condizione, creando anche numerosi problemi a livello psicologico. La circonferenza della vita, espressione del grasso viscerale, quindi più pericoloso, che ha il valore limite/clinico (segno di patologia già in atto) in 102 cm per i maschi ed 88 cm per le donne, è andata progressivamente aumentando. Nel 1997 il 24% dei maschi nell'ambulatorio dietologico provinciale di Como aveva una circonferenza vita >102 cm, nel 2009 la percentuale è salita al 45%.

Aiutare quindi i nostri pazienti a raggiungere se non il peso forma, almeno un peso minore non solo andrà nella direzione di un risultato estetico migliore, ma anche in quella di una migliore salute.

Due elementi sono da prendere in considerazione: 1) in questi ultimi dieci anni

si è registrato un incremento notevole del tasso di *sedentarietà* della popolazione; e
2) in questi ultimi dieci anni la distribuzione dei cibi nella giornata si è alterata notevolmente a scapito dei momenti principali (colazione, pranzo e cena) ed a privilegio
dei fuori pasto.

1. *Sedentarietà*: A fronte di un lieve aumento negli ultimi dieci anni delle ore "a persona" di esercizio fisico strutturato, che sono passate in dieci anni da un'ora e dieci
   minuti alla settimana ad un'ora e trentacinque minuti alla settimana, abbiamo potu-
   to stimare che il coefficiente di sedentarietà (ore passate con scarso movimento
   muscolare rapportate alle ore in cui sarebbe stato possibile svolgere movimento)
   sia aumentato del 28% in dieci anni (ad esempio ore passate davanti alla televisione, utilizzo del telefono cellulare, utilizzo del telecomando, prolungato uso dell'au-
   to dovuto anche all'intensificarsi del traffico urbano, uso degli ascensori...);

2. *Consumi alimentari*: Per quanto riguarda i consumi alimentari, negli ultimi dieci
   anni si registra una maggior attenzione nel ridurre i consumi degli alimenti notoriamente calorici assunti normalmente a pasto, ma si registra un incremento generale di tutti gli snack e degli alimenti voluttuari.

Un dato sicuramente importante è che il 45% della popolazione si stima assuma
una dieta carente di calcio; questo dato, che può diventare preoccupante soprattutto per
gli adolescenti, gli anziani e le donne gravide, trova come causa il ridotto consumo di
latte e latticini, e lo scarso utilizzo del calcio attraverso l'acqua.

Tra le strategie adottate per arginare questo fenomeno, quella di ridurre i consumi
alimentari notoriamente a rischio per il loro maggior contenuto calorico non ha avuto
molto successo, perchè la gente non rispetta più regole nei pasti, con un incremento
contemporaneo di alimenti voluttuari e fuori pasto.

Da queste considerazioni, vi forniamo qui di seguito alcuni consigli pratici e tre
diete (sicuramente la dieta rappresenta il metodo più semplice, modificando alcuni
comportamenti che la popolazione ha assunto negli ultimi anni).

I. Dieta "del ribaltone"

Ecco una dieta per tutti, che abbiamo soprannominato "del ribaltone" perché inverte
l'ordine dei cibi, in particolare nei pasti principali. Questo ci consente di ottenere i
seguenti benefici:

- maggior capacità di autocontrollo
- introduzione di alimenti a valenza calorica minore nella prima fase del pasto, caratterizzata da una fame maggiore
- maggior apporto in liquidi
- stimolo della sazietà.

COLAZIONE
Abbondante e a volontà, sia dolce che non dolce, secondo i gusti, con tutto quello che
sei abituato a mangiare; però con qualche eccezione. Per tutto il periodo in cui sei impe-
gnato a dimagrire, vanno aboliti: brioche, uovo e bacon, burro, miele, marmellata.

SPUNTINO DEL MATTINO
Solo se hai fame, non è obbligatorio: un frutto.

PRANZO
Qui avviene il ribaltone vero e proprio!
- iniziare con un frutto (una mela o una pera) e 2 bicchieri di acqua
- continuare con insalata o verdura cotta condite con 1 cucchiaino d'olio di oliva (anche mezzo soltanto, se ce la fai)
- una porzione tua solita di secondo piatto, privilegiando carne o pesci magri cotti ai ferri o al forno. L'importante è che sia comunque senza condimenti. In alternativa puoi mangiare bresaola, prosciutto crudo magro (i salumi non più di 2 volte la settimana) o carne o tonno in scatola
- prendi un altro bicchiere d'acqua
- alla fine il primo piatto, anche se forse non sarebbe più giusto chiamarlo così! Soprattutto pasta con pomodoro, ma senza condimenti (né olio, né burro, né salse; si può insaporire con verdure o erbe aromatiche). E mangialo soltanto se hai ancora fame!
- ancora un bicchiere d'acqua, alla fine di tutto
- per il pane vale quel che si è detto per il primo piatto: solo alla fine, se hai ancora fame, al massimo mezzo panino.

MERENDA
Non è obbligatoria: un frutto comunque può bastare, o anche uno yogurt.

CENA
Vale anche qui il ribaltone del pranzo:
- iniziare con un frutto (una mela o una pera) e 2 bicchieri d'acqua
- continuare con insalata o verdura cotta, condite con un cucchiaino d'olio di oliva (anche mezzo soltanto, se ce la fai!)
- una porzione tua solita di secondo piatto, privilegiando carne o pesci magri cotti al forno, senza condimenti. In alternativa, anche a cena, bresaola, prosciutto crudo magro (2 volte la settimana) o carne o tonno in scatola
- prendi un altro bicchiere d'acqua
- alla fine, il primo piatto, non obbligatorio. A cena, non più pasta ma un passato o un minestrone di verdura, soltanto se hai ancora fame!
- ancora un bicchiere d'acqua, alla fine di tutto.

(Tratto da: Clerici e Vanotti, *La dieta del ribaltone*, 2006)

Consigliamo ai pazienti di mangiare lentamente, con calma, assaporando il cibo. Inoltre, è buona norma leggere sempre le etichette per sapere cosa si acquista.

Questa semplice dieta è adattabile a qualsiasi nostro paziente, ed è anche semplice da seguire. Ma ovviamente non basta. Come sempre ricordiamo che la modifica delle abitudini alimentari rappresenta solo una parte del trattamento. Il resto bisogna farlo con la dieta ma anche con la seconda strategia, la lotta alla sedentarietà: 15-20 minuti di movimento aerobico al giorno e tutti i giorni (ad esempio corsa, bicicletta o camminata veloce, se fa bel tempo. Purtroppo nella stagione invernale, e se piove, dovremo adattarci a: cyclette, step, tapis-roulant, a passo veloce ma senza affanno! In parole povere, dovremmo riuscire a parlare al telefono, mentre ci muoviamo).

Infine, tenere sotto controllo una volta al mese la propria circonferenza della vita: è facile, basta un metro da sarta! Ricordiamo: 96 cm per gli uomini e 80 per le donne come stabilito a livello internazionale.

II. Dieta consigliata da 1400 calorie

Per chi vuole dimagrire, senza fretta, rispettando un equilibrio fra gli alimenti ed i nutrienti.

COLAZIONE
- cc. 200 di latte parzialmente scremato
  oppure 1 yogurt magro alla frutta
  oppure 1 frutto fresco
  oppure 1 spremuta di agrumi (cc. 200)
  (dolcificato con saccarina o aspartame)
- g. 40 di pane integrale
  oppure g. 30 di crackers o grissini o fette biscottate (preferibilmente integrali)
  oppure g. 25 di biscotti alla crusca
  oppure g. 20 di biscotti secchi

PRANZO
(4 volte/settimana)
- g. 60 di pane imbottito con:
  g. 80 di prosciutto cotto (es. lunedì)
  oppure g. 80 di prosciutto crudo (es. mercoledì)
  oppure g. 70 di bresaola (es. giovedì)
  oppure g. 70 di formaggio fresco (es. caprini) + g. 40 di tonno (es. martedì)
  oppure g. 100 di formaggio fresco (es. mozzarella) (es. venerdì)
  È consigliabile aggiungere qualche foglia di insalata o qualche fetta di pomodoro
- g. 200 di frutta fresca (scelta tra la frutta di stagione)
  oppure (3 volte/settimana)
- g. 40 di pane
- secondo piatto (es. g. 150 di carne), comunque scelto tra gli alimenti previsti come secondi piatti
- verdura 1 porzione abbondante condita con olio, aceto o limone quanto basta
- g. 200 di frutta fresca (scelta tra la frutta di stagione)
Olio previsto per tutto il pasto: g. 10 = 2 cucchiaini da tè

CENA

Primo asciutto

- g. 50 di pasta o riso. La pasta e il riso possono essere conditi con pomodori freschi o pelati e/o verdura cucinati con parte dell'olio previsto nel pasto
  oppure g. 200 di patate
  oppure g. 120 di polenta o gnocchi (senza pane)
  oppure g. 60 di pane
  oppure g. 30 di pasta o riso (in brodo) + g. 25 di pane. La pasta o il riso in brodo possono essere cucinate con brodo o zuppa di verdura ricordando che se vengono utilizzate le patate non va aggiunta la pasta o il riso e non va consumato il pane

Secondo piatto

- g. 200, es. pesce, cucinato senza condimento ai ferri, lessato, arrosto o in umido
- verdura 1 porzione condita con olio, aceto o limone quanto basta e sale
- g. 150 di frutta fresca

Olio previsto per tutto il pasto: g. 10 = 2 cucchiaini da tè

DURANTE LA GIORNATA

- 1 frutto (g. 200) oppure 1 yogurt magro alla frutta

Tutti i pesi si riferiscono all'alimento crudo e al netto degli scarti di preparazione. La pizza può essere considerata piatto unico da consumare accompagnata ad una porzione di verdura cruda.

III. Piano alimentare ricco in nutriceutici

Per chi, invece, vuole difendersi dalle insidie degli inquinanti e dall'invecchiamento, consiglierei questo piano alimentare, corrispondente a 1.700 kilocalorie al giorno.

Valori settimanali:
Proteine   = g. 74   = 17 % delle calorie totali
Lipidi   = g. 54   = 29 % delle calorie totali
Glucidi   = g. 199 = 54 % delle calorie totali
Alcool   = g. 27

COLAZIONE

- g. 150 di latte parzialmente scremato + 1 cucchiaino di cacao
- 2/3 fette biscottate (g. 25)

SPUNTINO

- g. 150 di macedonia con frutti di bosco
  oppure 1 bicchiere di spremuta d'arancia

PRANZO
Aperitivo
- un bicchiere di succo di pomodoro (ml. 120) condito con 1 cucchiaino di olio extravergine di oliva, succo d'arancia, pepe e sale a piacere

Primo piatto
- g. 70 di pasta o riso al pomodoro o alle verdure (5 volte alla settimana) oppure g. 50 di pane (2 volte alla settimana)

Secondo piatto (tutti i giorni)
- g. 120 di carne magra di manzo, vitello, pollo (senza pelle), tacchino, coniglio, lonza di maiale
  oppure g. 150 di pesce: sogliola, trota, nasello, branzino, orata…
- 1 porzione *abbondante* di verdura cruda o cotta
- g. 200 di frutta fresca di stagione

SPUNTINO
- 3 noci (g. 15)

CENA
Piatto unico in brodo (2 volte alla settimana)
- 1 fondina di minestrone di verdura + ½ patata + g. 40 di legumi secchi (ceci, fagioli, piselli…)
  oppure g. 80 di legumi freschi + g. 30 di farro, orzo, pasta o riso
NO pane

Secondo piatto
- g. 60 di prosciutto crudo, cotto, speck sgrassati o bresaola (1/2 volte alla settimana)
  oppure g. 100 di formaggio fresco come: mozzarella, ricotta, crescenza, quartirolo, robiola, fior di latte, scamorza
  oppure g. 80 di formaggi tipo: fontina, asiago, bel paese, emmenthal, parmigiano, grana (1/2 volte alla settimana)
  oppure g. 80 di tonno in scatola al naturale o sott'olio ben sgocciolato (1 volta alla settimana)
  oppure 2 uova alla coque, in camicia, in frittata (1 volta alla settimana)
- 1 porzione abbondante di verdura cruda o cotta
- g. 200 di frutta fresca di stagione
- g. 50 di pane (1 panino)

IN TUTTO IL GIORNO
- olio extravergine di oliva: 4 cucchiaini
- grana o parmigiano: 1 cucchiaino sul primo piatto
- zucchero: 2 cucchiaini
- vino rosso: 1 bicchiere a pasto (ml. 125)
- tè verde: si consiglia di berlo lontano dai pasti senza l'aggiunta di zucchero

IV. Regole principali per una sana alimentazione

REGOLARITÀ
- Consumare sempre i tre pasti previsti per la giornata, non saltare mai il pasto;
- aggiungere eventualmente 1 o 2 spuntini: frutta o yogurt; evitare gli spuntini a base di focacce, pane condito, patatine o pop-corn;
- mangiare lentamente: mangerete meno e sarete più soddisfatti;
- il segreto di una corretta alimentazione sta nell'organizzazione dei pasti: questo aiuta (soprattutto coloro che hanno poco tempo per cucinare) a non ricadere nella monotonia o nell'uso di pietanze non sempre nutrizionalmente corrette;
- preparare una lista della spesa e organizzare i pasti con anticipo aiuta a scegliere alimenti più equilibrati;
- non comprare più alimenti di quanti occorrano;
- non cucinare più alimenti di quanti siano necessari; pesare gli alimenti solo all'inizio, poi fare solo dei controlli random.

VARIETÀ
- Consumare sempre, in ogni pasto, almeno 1 contorno di verdura condita con olio, aceto o limone (se cruda) oppure lessata o cucinata in padella (con poco olio);
- preferire verdura e frutta di stagione;
- per quanto riguarda la verdura, concesse tutte le verdure, ricordando che le patate non sono una verdura, come pure i legumi: piselli, fagioli, lenticchie e ceci, che possono essere consumati come da sostituzione;
- per quanto riguarda la frutta, concessa tutta la frutta di stagione; solo se banane, cachi, fichi e uva occorre dimezzare la dose, cioè g. 100 anziché g. 200; non concessa frutta secca o sciroppata;
- variate la composizione del pasto: aiuta a seguire la dieta più a lungo, riducendo la monotonia;
- variate il metodo di cottura: la carne o il pesce possono essere cucinati ai ferri o lessati o arrosto (utilizzando parte dell'olio previsto per il pasto) o in umido, aggiungendo pomodoro e/o verdure varie;
- è possibile consumare carne cruda (se conservata in modo corretto), es. carpaccio o carne trita cruda. Il pesce può essere cucinato al forno (con limone o vino bianco e aromi) o al cartoccio;
- è preferibile condire la pasta con sugo di pomodoro preparato con pomodori (freschi o pelati) e cipolla o aglio o verdure (quali carote, sedano ecc.), oppure con sugo di verdure varie quali: pomodori o peperoni o melanzane cucinati in padella con un cucchiaio di olio; bagnare con vino bianco e lasciar stufare fino a cottura ultimata; insaporire con aglio o basilico o origano;
- per cucinare, utilizzare pentole antiaderenti; è possibile utilizzare salsa di pomodoro o latte (es. per gli spinaci) o poco brodo per facilitare la cottura, oppure vino o limone per bagnare le pietanze;
- a volte è possibile utilizzare parte del secondo per condire la pasta (es. ragù con g. 60 di carne trita magra; sugo al tonno con ½ scatoletta di tonno). In tal caso è

possibile aumentare di g. 20 la pasta prevista e consumare così un piatto unico (ciò è possibile non più di 2 volte la settimana).

RISPETTARE LE DISTRIBUZIONI DEI SECONDI PIATTI CONSIGLIATE NELLE TABELLE DELLE SOSTITUZIONI

- Almeno 2-4 volte la settimana (se possibile): pesce o legumi;
- non più di 4-5 volte: carne scelta tra tutte le carni magre (vitello, manzo, coniglio, pollo senza pelle, tacchino, cavallo, agnello, maiale);
- 2-3 volte la settimana: ricotta; non più di 2 volte la settimana: formaggi freschi; non consigliati i formaggi spalmabili o per bambini;
- non più di 2-3 volte la settimana: prosciutto cotto o crudo magri e sgrassati, 1-2 volte la settimana: bresaola;
- 1-2 volte la settimana: 2 uova (sode o alla coque, in frittata cucinata in pentole antiaderenti);
- 1 volta la settimana: tonno (al naturale o sott'olio ben sgocciolato) o carne in scatola;
- 1-2 volte la settimana: legumi (piselli, fagioli, lenticchie o fave);
- consumare ad ogni pasto almeno un contorno di verdura, è concessa tutta la verdura – l'importante è non superare il condimento previsto;
- le patate possono essere consumate in sostituzione della pasta o del pane;
- come condimento utilizzare solo olio di oliva (meglio extravergine);
- non eccedere nell'utilizzo del sale e del pepe; per insaporire le pietanze utilizzare verdure, aromi o spezie;
- bere almeno 1 litro di acqua al giorno (eventualmente mischiata con poco succo di frutta senza zucchero).

ALIMENTI DA EVITARE

- Evitare gli zuccheri semplici: zucchero (come dolcificante), miele, dolci (biscotti, torte, pasticcini, budini), succhi di frutta zuccherati o bevande dolci (gassosa, aranciata, coca-cola, aranciata amara o acqua tonica, tè pronto);
- evitare il più possibile tutti gli alimenti di origine animale molto ricchi di grasso: burro e margarina, panna, lardo e strutto, salsicce, salame, pancetta, le parti più grasse della carne, pelle del pollo; consumare carne privata del grasso visibile;
- mortadella di Bologna o coppa possono essere consumati al massimo 1 volta la settimana;
- evitare pietanze troppo elaborate o dolci farciti con crema o panna.

Bibliografia

Abbagnano N (1994) La saggezza della vita. Rusconi, Milano

Aristosseno (2006) Sentenze pitagoriche e Vita pitagorica, 8, cit. In: Reale G (a cura di) I Presocratici. Prima traduzione integrale con testi originali a fronte delle testimonianze e dei frammenti nella raccolta di Hermann Diels e Walter Kranz. Bompiani, Milano

Baudrillard J (2008) La società dei consumi. Il Mulino, Bologna

Bauman Z (2002) Modernità liquida. Laterza, Roma-Bari

Bauman Z (2007) Homo consumens. Lo sciame inquieto dei consumatori e la miseria degli esclusi. Erickson, Trento

Bauman Z (2008) Consumo, dunque sono. Laterza, Roma-Bari

Benasayag M, Schmit G (2004) L'epoca delle passioni tristi. Feltrinelli, Milano

Bobin C (1999) Autoritratto. San Paolo, Cinisello Balsamo

Bodei R (2003) Geometria delle passioni. Feltrinelli, Milano

Boella L (2006) Sentire l'altro. Conoscere e praticare l'empatia. Cortina, Milano

Bouckaert L, Opdebeeck H, Zsolnai L (a cura di) (2008) Frugality. Rebalancing material and spiritual values in economic life. Peter Lang Publishing, New York

Buber M (1990) Il cammino dell'uomo secondo l'insegnamento chassidico. Qiqajon, Bose

Clerici F, Vanotti A (2006) La dieta del ribaltone. Nuove Parole, Como

Demetrio D (2007) La vita schiva. Il sentimento e le virtù della timidezza. Cortina, Milano

Demetrio D (2009) L'educazione non è finita. Idee per difenderla. Cortina, Milano

Heidegger M (1990) Essere e tempo. Longanesi, Milano

Heschel AJ (1970) L'uomo non è solo. Una filosofia della religione. Rusconi, Milano

Kant I (1956) Risposta alla domanda: che cos'è l'Illuminismo? In: Scritti politici e di filosofia della storia e del diritto. UTET, Torino

Kant I (1995) Antropologia dal punto di vista pragmatico. TEA, Milano

Laín Entralgo P (1988) Antropologia medica. Edizioni Paoline, Cinisello Balsamo

Lorenz K (1984) Il declino dell'uomo. Mondadori, Milano

Lorenz K (1996) Gli otto peccati capitali della nostra civiltà. Adelphi, Milano

Luhmann N (1983) Struttura della società e semantica. Laterza, Roma-Bari

Melograni P (2000) La modernità e i suoi nemici. Mondadori, Milano

Natoli S (1999) L'esperienza del dolore. Le forme del patire nella cultura occidentale. Feltrinelli, Milano

Natoli S (2004) Parole della filosofia o dell'arte di meditare. Feltrinelli, Milano

Nietzsche F (1982) Frammenti postumi 1882-1884. Adelphi, Milano

Novalis (1993) Opera filosofica. 2 vol. Einaudi, Torino

Onians RB (1998) Le origini del pensiero europeo: intorno al corpo, la mente, l'anima, il mondo, il tempo e il destino: nuove interpretazioni di materiali greci e romani, di altre testimonianze e di alcune fondamentali concezioni ebraiche e cristiane. Adelphi, Milano

Quaranta I (a cura di) (2006) Antropologia medica. I testi fondamentali. Cortina, Milano

Reale G (1999) Corpo, anima e salute. Il concetto di uomo da Omero a Platone. Cortina, Milano

Rovatti PA (2006) La filosofia può curare. Cortina, Milano

Schopenhauer A (2006) L'arte di invecchiare. Adelphi, Milano

Seneca LA (1983) Lettere a Lucilio. Introduzione di Canali L, traduzione e note di Monti G. Rizzoli, Milano

Serres M (1991) Il contratto naturale. Feltrinelli, Milano

Serres M (1992) Il mantello di Arlecchino. "Il terzo-istruito": l'educazione dell'era futura. Marsilio, Venezia

Severino E (1999) Che cosa significa salvezza? In: AAVV. La guarigione. Moretti & Vitali, Bergamo

Simmel G (2006) Sociologia del pasto. In: Estetica e sociologia. Armando, Roma

Stein E (1985) Il problema dell'empatia. Studium, Roma

Steiner G (2007) Dieci (possibili) ragioni della tristezza del pensiero. Garzanti, Milano

Vegetti M (1985) Anima e corpo. In: Vegetti M (a cura di) Il sapere degli antichi. Bollati Boringhieri, Torino

Venuti G (2005) Il rapporto paziente-medico: la capacità di essere-con. In: Furnari MG (a cura di) Il paziente, il medico e l'arte della cura. Rubbettino, Soveria Mannelli

Zamperini A (2007) L'indifferenza. Conformismo del sentire e dissenso emozionale. Einaudi, Torino

Zoja L (2007) Giustizia e bellezza. Bollati Boringhieri, Torino

Finito di stampare nel mese di maggio 2010